世图心理

博客：http://blog.sina.com.cn/bjwpcpsy
微博：http://weibo.com/wpcpsy

U0298941

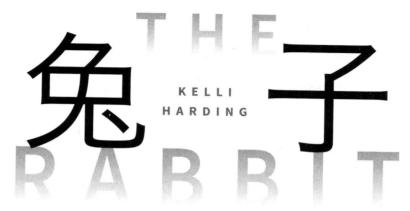

兔子效应

THE RABBIT EFFECT

KELLI HARDING

[美] 凯莉·哈丁————著

程非————译

Live Longer,
Happier,
and Healthier
With the Groundbreaking
Science of Kindness

 中国出版集团有限公司

 世界图书出版公司
北京　广州　上海　西安

图书在版编目（CIP）数据

兔子效应 /（美）凯莉·哈丁（Kelli Harding）著；程非译. —北京：世界图书
出版有限公司北京分公司，2023.8
ISBN 978-7-5232-0654-6

Ⅰ.①兔… Ⅱ.①凯… ②程… Ⅲ.①健康—普及读物 Ⅳ.①R161-49

中国国家版本馆CIP数据核字（2023）第144185号

THE RABBIT EFFECT: LIVE LONGER, HAPPIER, AND HEALTHIER WITH
THE GROUNDBREAKING SCIENCE OF KINDNESS
ATRIA BOOKS

书　　名	兔子效应	
	TUZI XIAOYING	
著　　者	［美］凯莉·哈丁（Kelli Harding）	
译　　者	程　非	
责任编辑	吴嘉琦	
装帧设计	人马艺术设计·储平	
出版发行	世界图书出版有限公司北京分公司	
地　　址	北京市东城区朝内大街137号	
邮　　编	100010	
电　　话	010-64038355（发行）　64037380（客服）　64033507（总编室）	
网　　址	http://www.wpcbj.com.cn	
邮　　箱	wpcbjst@vip.163.com	
销　　售	新华书店	
印　　刷	三河市国英印务有限公司	
开　　本	787mm×1092mm　1/16	
印　　张	16	
字　　数	165千字	
版　　次	2023年10月第1版	
印　　次	2023年10月第1次印刷	
版权登记	01-2020-1430	
国际书号	ISBN 978-7-5232-0654-6	
定　　价	59.80元	

我们像鸟一样在空中飞翔，像鱼一样在海里游泳，
但我们还没有学会像兄弟一样在地球上行走的简单行为。

——马丁·路德·金

目 录 —————————————————————

引言
我们在医学中错过了什么？

当我来到罗切斯特大学医学院时，作为一名医生去帮助他人的道路看起来似乎很简单。开学第一天，我和其他99位同学默默无闻地坐在礼堂里。我们穿着一尘不染的白大褂，准备开始在斯特朗纪念医院的围墙里与世隔绝的学习生涯。我们需要知道的关于人体内部运作的一切知识都在这里，至少当时的我是这么想的。

在接下来的四年里，我和我的同学们遵循着一条熟悉的医学知识之路：通过显微镜观察，在安静的图书馆隔间里为考试临时抱佛脚，以及在迷宫般的荧光照明走廊里穿行为病人看病。在这段时间里，我瞥见日光反射在白色的油毡上。我很少有机会让阳光照在我的皮肤上，也几乎忘记走在春天潮湿的草地上是什么感觉，甚至对于医院大楼外熙熙攘攘的城市也很陌生。在这些紧张且沉浸式的岁月里，我完成了住院部的实习，也拿到了奖学金，医院之外的世界似乎与我作为一名医生的工作毫不相干。如果没有那些兔子，我可能永远不会走出医疗中心的滑动门去寻找关于健康的新视角。

作为一个住在医院病房的医学生，我注意到病人身上有一些奇怪的模式，但我的医学书籍中并没有提到这些。两个被下了相同诊断的病人会有两种完全不同的病程：一个病得很重，另一个却过着几乎正常的生活。我曾看到一些人表现出医学上无法解释的症状，我不断检索，但我在文献里发现不了他们所报告的疾病的病因。一开始，我对这些矛盾有一种模糊的不适感。我无法找到框架来理解它们，所以我试图忽略这些病例所带来的困惑。但那种感觉自己在诊断中遗漏了某些东西的感受挥之不去。我已经找出了所有常见的生物医学知识去解释他们的病因，但这些人的健康状况中有哪些隐藏的影响因素是我没有看到的？我决心进一步调查。

我首先考虑的是心理健康因素。我想知道精神和身体的神秘相互作用是否能解释为什么有些病人的情况比其他人好。由于没有任何住院训练项目直接涉及精神和身体健康之间的相互作用，所以我自己设计了我的课程。首先，我在纽约市的西奈山医院接受了内部（成人）医学培训，然后在哥伦比亚大学医学中心接受了精神病学住院医师培训。我留在哥伦比亚大学参加国家精神卫生研究所的生物精神病学研究奖学金项目，主要研究医学上无法解释的症状。我还上了心身医学（咨询联络）班。我是一个肩负使命的女人。

我的专长是梳理并区分医学和精神病学的诊断。我把急诊室当成自己的家，在临床上看诊那些既有急性医学问题又有行为问题的病人。虽然这意味着我见过的在纽约大街上裸奔的人比一般人要多，但这也为我学习传统生物医学知识的力量和局限提供了绝佳的机会。尽管我在一个能让我更深入地了解人们思想的专业领域接受了训练，但我仍然觉得我遗漏了一些东西。医学症状和精神状态之间的联系似乎很明显，但为什么有些人的情况比其他人糟糕得多呢？我想了解影响疾病进程的不同潜在条件。后来有一天，我和爱丽丝一样①，跟着一只白兔进入了奇妙的世界。

"你可能想看看关于兔子的研究。"我在哥伦比亚大学的一位导师亚瑟·巴斯基博士对我说。亚瑟是哈佛医学院的一名教员，他留着精心向两边侧分的头发，戴着一副圆形玳瑁眼镜，有着慈父般的风度。他是克拉克·肯特②和20世纪50年代黑白电视中播放的医疗电视剧中的医生的结合体。亚瑟的研究揭示了他的秘密身份：他也对医学的奥秘着迷。他还大胆地提出这样一个问题：病人健康问题的答案是否总是坐落在传统医学的范畴之内？

在我在亚瑟门下的研究结束后，亚瑟和我在一个我为伊丽莎白·布莱克本博士主持的研讨会上重新建立了联系。伊丽莎白·布莱克本博士是诺贝尔奖获得者，他发现了端粒的分子性质，端粒是DNA上的保护帽，与我们的预期寿命有关。会议结束后，亚瑟和我从端粒和衰老过程开始，进行了一系列的谈话。我们保持电话联系多年，这成了我所受教育的重要组成部分，远超出我能在简历上所列出的那些内容。我们的好奇心让我们对于临床上的发现进行了无数次头脑风暴：那些让我们出乎意料的病人，比如那些诊断结果很糟糕，却恢复得很好的病人；那些奇怪的巧合，比如个体在自己生

①　《爱丽丝梦游仙境》里的主人公爱丽丝跟着一只兔子进入了奇幻仙境。——编注

②　超级英雄漫画《超人》中超人这一形象在漫画中的真实名字。

日当天或者配偶去世后的半年内死亡概率的增加。我们讨论了服用惰性药物后病情好转的患者（安慰剂效应）和服用没有活性成分的药物后出现严重副作用的患者（反安慰剂效应）。精神究竟是如何影响身体的？还有什么可能导致身体症状？

在我们通话的间隙，我疯狂地查阅医学文献，研究我们讨论的一些鲜为人知的话题，比如端粒长度、过早衰老和生活目标之间的关系，然后总结研究结果，供下次讨论。亚瑟和我探索了医学理解的极限，我们植根于科学，并对可能性持开放态度。是亚瑟，通过他关于兔子的研究，帮助我从医院的蚕茧中摆脱了对健康的狭隘看法。至此，我们俩都越来越痴迷于解开这个谜团：我们在医学中错过了什么对健康至关重要的东西？

在医学领域，包括精神病学领域，当我们觉得自己遗漏了什么时，我们通常会通过实验研究或开发新药来找到答案。这种生物医学研究的进步对我们的健康产生了重大影响，尤其是在最近几十年中。当危机来袭时，借助高科技的现代医学无疑是让人活下去的最佳选择。创伤外科的进步挽救了无数人的生命。生物医学的进步也把绝症变成了慢性病。

1995年秋天，一位医生告诉37岁的罗伯特，要他开始准备处理后事，因为他只剩不到几个月的时间了。两年后，我在参加华盛顿特区的一个募捐活动时遇见了罗伯特，他穿着燕尾服，衣冠楚楚。罗伯特能从艾滋病中恢复过来真是奇迹。他的体重增加了不少，甚至有一点啤酒肚，这是药物的副作用。他和朋友一起买了去肯尼迪中心看演出的季票，自己也重拾弹钢琴的爱好。一种被称为蛋白酶抑制剂的治疗艾滋病的革命性药物拯救了罗伯特和无数其他人。多亏了生物医学的进步，许多像罗伯特这样的人在被绝症"判决了死刑"后又重拾了生机。

然而，尽管我们在科学上取得了进步，但我们的国民的身体却非常不健康。2016年，美国的人均寿命在全球仅排名第43位。除非我们生活方式发生改变，否则到2040年，美国的排名预计将降至第64位。2015年，美国人的预期寿命出现了20年来的首次下降，而其他发达国家的预期寿命则出现了上升。然后在2016年和2017年，这个数字再次下降。在此期间，诺贝尔经济学奖得主安格斯·迪顿和他的妻子，普林斯顿大学教授安妮·凯斯的报告称，没有受过大学教育的中年白人的死亡率大幅上升。他们的数据显示，1999年至2013年间，有50万人意外死亡。这就好像整个圣路易斯的人口都消失了一样。

不仅仅是预期寿命。美国在许多卫生措施上一直表现不佳。例如，2017年，美国在全球妇幼健康方面排名第46位。它是唯一一个妇幼死亡率不断上升的发达国家（从2000年每10万名新生儿中有17人死亡，到2015年每10万名新生儿中有26.4人死亡）。与日本等其他发达国家的儿童相比，美国儿童活到5岁的可能性较小。从出生起，美国人在婴儿死亡率、车祸、精神疾病、青少年怀孕、心脏病、凶杀案、药物使用、肥胖和过早死亡等标准化健康指标上远远落后于其他富裕国家。

　　美国是贫富差距最大的国家之一，而贫富差距是衡量一个国家健康状况的关键指标。在全球最富裕的32个国家中，美国的贫富差距排名第32位。我们甚至没能和其他富裕国家同属在一个图表上。不幸的是，这同样适用于儿童时期的情感健康。但即使是富人也没有活得那么好。我们相对较差的健康状况跨越了特权和种族的界限。拥有大学学历、高收入和健康生活习惯的美国白人健康状况较差，预计将比世界上同样富裕的人早死几年。

　　尽管如此，也许是因为美国在生物医学领域占据全球领先地位，它也是迄今为止世界上看病花钱最多的地方。也许你或你的家人就曾为了省钱而推迟了体检或随诊。即使作为一个在医院工作的医生，我也曾经这样做过。我们生病后的花费是惊人的。我母亲去世时，她两周的医药费总计超过10万美元。即使有医学学位，我也几乎看不懂医院的账单。谢天谢地，她购买了很好的保险。经历过了亲人丧失的痛苦，我也明白我们很幸运能够承受剩下的医药费。过高的医疗费用导致了一半美国人的破产。我们中有五分之一的人难以支付医疗费用，其中包括许多有小孩的家庭，比如那些需要在重症监护室长期住院的早产儿家庭。

　　在美国，无论是在个人层面还是在国家层面，解决健康问题的典型方法是加倍增加医疗费用。问题是，通常情况下，我们只在生病之后花大把的钱。这就像你在刹车失灵后才把你的车送去店里保养，而此时你已经掉进沟里了。这种花费无疑是恶性循环。由于费用高昂，美国人通常不愿意把钱花在预防性医疗上，直到身体实在不行时才去看病。然而，曾经由于怕花钱而没有防病于未然只会增加我们在生病后的花费。正如美国医学院协会主席兼首席执行官达雷尔·基奇博士对我说的那样——良好的医疗保障并不能保证良好的健康，还有其他因素在起作用。

　　与此同时，美国大部分卫生保障资源（约95%）被用于临床护理。这包括医生办公室就诊、住院、药物治疗、影像学研究、实验室检测和程序（即活检、手术等）。奇怪的是，与世界上其他发达国家相比，我们的政府在这些服务上花了大量的钱，但仍然有十分之一的美国人没有医疗保险。与英国相比，美国在医疗保健方面投入的资金几乎是英国的两倍（美国的投入占其国内生产总值的17.9%，而英国的投入仅占9%），然而，与英国不同的是，我们并没有为所有人提供基本的免费医疗。就像我们走进一家超市，收银员要我们付双倍的钱买和别人一样的苹果，而我们的苹果还烂了。

　　对我这个医生来说，还有一点是真正令我震惊的：数据显示，我们目前提供的临床护理，实际上并没有让我们更健康。事实上，研究估计，在医生办公室和医院发生的事情对个体健康状况的贡献仅有10%到20%，且对整体人口的健康和幸福没有显著的贡献。此外，研究表明，在医疗服务和医疗质量上投入更多，只会将可预防的死亡人数提高10%到15%。尽管我们在医疗保健方面投入了大量资金，但许多做得好的研究一再描绘出同样的画面：医疗措施对死亡率下降的贡献是值得怀疑的。

　　这些惊人的发现是这本书的核心。我们国家在医疗保健上花了一大笔钱，但我们的身体仍然很不舒服。

那么，如果生物医学的进步和昂贵的医疗保健没有对我们的健康产生影响，那什么才能让我们更健康？

这就引出了关于兔子的研究。

新西兰白兔和人类一样，如果吃高脂肪的食物，就会患上心脏病。2017年，大多数人都知道每天吃油炸食品和牛排会导致心脏病。但早在1978年，研究人员仍在试图建立高胆固醇和心脏健康之间的关系。罗伯特·尼瑞姆博士和他的团队设计了一个简单的实验，用他所说的"标准兔子模型"来展示这种联系。在几个月的时间里，他用同样的高脂肪食物喂养了一群兔子。在研究结束时，他测量了动物的胆固醇、心率和血压。不出所料，胆固醇值都很高，而且几乎彼此相同。兔子们有相似的基因和相同的饮食。现在他们似乎都注定要心脏病发作或中风。

作为实验的最后一步，尼瑞姆博士需要检查兔子的毛细血管。通过显微镜观察，他预计自己能在所有兔子的动脉内发现类似的脂肪沉积。但事实让尼瑞姆博士受到了冲击。观察表明，脂肪沉积在不同兔子之间有很大的差异。一组兔子的脂肪比另一组少60%。这毫无道理。他一头雾水，因为这一结果并没有明确的生物学解释。他低头凝视着显微镜下的医学之谜。

尼瑞姆博士和他的团队开始寻找线索。他们再次查看了研究设计，没有发现什么不寻常的。但尼瑞姆知道要继续寻找，"有时候，实验中涉及的一些东西没有被我们考虑进去"。所以研究小组研究了他们自己。

一位名叫玛丽娜·莱维斯克的加拿大籍博士后最近加入了该实验室。尼瑞姆说："她是一个非常善良和有爱心的人。"当他们发现所有脂肪含量较低的兔子都是由玛丽娜照顾后，研究小组进行了更深入的挖掘。他们注意到玛丽娜对待动物的方式不同。当她喂兔子时，她和它们说话，拥抱、爱抚它们。她不只是分发兔粮——她给了它们爱。正如尼瑞姆博士解释的那样，"她只是情不自禁那样做，她就是这样的人"。

尼瑞姆博士现在是佐治亚理工大学生物工程名誉教授，他说"我们不是社会行为科学家"，但研究小组决定，他们不能忽视社会环境对生理学的影响。研究小组在严格控制的条件下重复了实验。他们比较了一组按玛丽娜的方式被护理的兔子的动脉脂肪和另一组以标准方式护理的兔子的动脉脂肪。他们发现了同样的结果，并将研究结果发表在著名的《科学》杂志上。以生活方式不健康的兔子为例，和它们说话，温柔地对待它们，不健康饮食的副作用就会减弱。这种良好的关系对健康产生了影响，但影响是如何产生的呢？

医学培训教导医生将身体分解成不同的部分：器官、组织、细胞和分子。医生以同样的方式划分专业。每个身体部位都有专科医生：心脏、肾脏、肠道、骨骼、大脑等等。这种支离破碎的划分源于一个基本的理论前提，即疾病起源于内部的生物过程失控。这是一场激动人心的内心世界之旅，主宰了20世纪的医学思维，也是我和无数其他医生花了这么多年辛苦研究的东西。

但后来有了关于兔子的研究。这些研究表明，传统的生物医学模型中缺少一些东西。饮食或基因并不是影响哪些兔子生病而哪些保持健康的关键变量，而是善良。

原来兔子只是一个更大的故事的开场白。我称之为兔子效应。

说到我们的健康，我们已经错过了一些关键的部分：真正让我们健康的隐藏因素，比如爱情、友谊和尊严，又比如我们的社区、学校和办公室的设计。在寻找最好和最先进的医疗条件的过程中，我们完全忽视了社会层面的因素对健康的影响。即使只是找到一个能激励我们早起的动力，也会对我们的身体健康产生影响。

事实证明，保持健康并不是一件仅通过生物医学的进步或更多的医疗支出就可以做到的事情。那些类似"多运动""健康饮食""多睡觉"的自我暗示也影响甚微。所有这些方法都忽视了确保身心健康的关键社会因素。归根结底，影响我们健康的最有意义的方式，与我们如何对待对方、如何生活、如何思考做人的意义有关，而不在于医生办公室里发生的那些事情。

这本书将使你能够改善你的健康状况，但不是以通常的方式。我不会给你一个10步健身计划或2周节食计划，那不是你真正需要的。从长远来看，这不会让你更健康。相反，我会带你去医院的大厅，邀请你和我的病人一起进入病房，去发现他们为什么生病，以及什么可以使他们康复。我们将一起调查那些出乎意料的临床难题，找出那些决定谁会生病、谁会康复、谁会茁壮成长的隐藏因素。我们将讨论长寿社区的故事，以及颠覆传统思维的研究数据。

我们还将探索心理健康和身体健康之间惊人的紧密联系，并展示这种生理联系是如何因环境中的隐藏因素而加剧的。换句话说，为了更好地理解我们为什么以及如何生病，和个人如何提高适应力，我们将在日常互动的背景下研究大脑和身体。然后我们将探究如何提高我们所有人的适应力。在每一章的结尾，都会有一个工具包，你可以从中借鉴一些想法，来完成你自己的自我发现过程。

这些都不意味着我会让你去看心理医生。或者说服你多吃点儿药。相反，我们将学习关注症状，如焦虑、抑郁、疲劳或疼痛。这些症状可能是反映出你的世界里正在发生一些需要关注的事情的危险信号。一旦我们解决了自己的问题，我们就可以帮助别人解决他们的问题。

最终，我们将看到更大的纽带——爱的纽带、关系的纽带、目标的纽带——如何让我们的健康和整个世界产生连锁反应。在整个过程中，我们将考虑关于我们如何生活的基本问题。我要你检查一下你的家庭、你的人际关系、你的社区、你的邻居、你的工作、你的激情。我要你忘记所有你认为你知道的关于健康的事情，我们一起打开我们的思维，去寻找一种新的范式，一种新的思考我们如何生活以及这样的生活意味着什么的方式。

第一部分

隐藏因素

第一章
健康的隐藏因素

你是我的另一个我。我若加害于你，就是加害于我自己；

我若爱你、尊重你，就是爱我自己、尊重我自己。

——路易斯·瓦尔迪兹

让我们从一个故事开始。这是关于贝拉和黛西这两个病人的故事，说明了健康和不健康并不总是像通常看起来的那样。

从贝拉的医疗记录来看，她的病情显然很严重。71岁时，她被诊断出患有胰腺癌，这是一种极具侵略性的疾病，通常会导致体重下降和黄疸。在医生下诊断的时候，贝拉很惊讶地听到她病得这么重。她进行了3年的治疗，尽管她经历了漫长的手术、化疗和放疗，73岁的她看上去却容光焕发，出奇年轻。贝拉去看医生的时候总是穿着运动鞋。每到星期六，她就经常在院子里照顾她的金盏花、去上美术课，或者和她的儿子散步。化疗结束后，她很高兴能邀请邻居带着两个年幼的女儿来家里吃新鲜出炉的巧克力燕麦曲奇。她把这种曲奇称为"牛仔曲奇"，这是她的拿手好菜。她现在最大的抱怨是她的一种药使她更容易被晒伤。

与贝拉不同的是，黛西的体检报告上显得非常"干净"。她所有的血液检查、成像和心脏检查都很正常。虽然黛西的年龄只有贝拉的一半，但43岁的她看上去很憔悴，行动也比贝拉迟缓得多。她走路很慢，而且每当她坐下的时候，她都要叹口气。每次就诊时，她都说自己感觉"雾蒙蒙的"，一直都很疲惫。她没有足够的精力出门或去看望她最喜欢的表姐维奥拉，她的表姐最近搬到了宾夕法尼亚州。黛西会出现各种各样原因不明的疼痛，她当律师助理的工作已经被耽误了很多天，因此她再也没有假期或病假了。"我就是觉得不舒服，你确定我的身体没查出什么问题吗？"

在西方医学中，生病和健康通常是黑白分明的，或者是相互排斥的。生物医学模型是20世纪占主导地位的观点，这种模型认为生理因素是人类健康的唯一解释。医生告诉贝拉，虽然她感觉很好，但实验室的化验结果在她身体里发现了可疑的东西，所以她病了，需要治疗。与此同时，医生没有在感到不舒服的黛西体检报告里发现任何不正常的指标，所以确信她一切都好。也许医生会告诉她一切只是她的幻觉，并让她回家。这两个病人离开医院时都很困惑。

在我研究医学上无法解释的症状期间，我见过一些病人，他们表面上很好，但感觉不舒服，或者担心自己病到无法正常生活的程度。许多病人为了寻找答案而去看医生。一个人的感受与医生的发现之间的不匹配令人困惑。这是我和亚瑟·巴斯基在我们的电话中讨论的奇怪的现象。一个人怎么会在生病的时候感觉良好，而另一个人却在身体健康时感觉不适？有没有一种理论可以解释这两种情况？

罗切斯特大学医学院一位名叫乔治·恩格尔的内科医生给出了一个大胆的解释。1977年4月8日，著名的《科学》杂志出版了恩格尔的一篇论文，这篇文章质疑了美国医学界普遍持有的观点，即生物学本身就能解释人类疾病。恩格尔博士认为，医学正在沿着狭隘的目标前进，即寻找与人类生活的广泛背景相脱离的疾病的生理标记。他警告说，根深蒂固的生物医学模型是该领域的"严重缺陷"，不足以解释人类健康。不完全的真理被当成了危险的教条。

作为一名医生，疾病和健康之间的灰色地带让恩格尔感到困惑。他认为，对灰色地带的解释可能需要更仔细地检查"病人及其作为一个人的特性"。简而言之，恩格尔认为，要找到贝拉和黛西这样的病人之间的差异，需要我们用比任何医疗仪器都要宽得多的"镜头"来审视他们的生活。

在一般系统理论、医学以外的一些领域以及约翰霍普金斯大学阿道夫·迈耶博士的影响下，恩格尔提出了一个更广泛、更具包容性的健康概念，此概念将病人的生活纳入了考虑范围。它将生物医学和行为健康统一为一个完整的模型。恩格尔把他的新理论称为生物–心理–社会模型。虽然这个模型的名字很拗口，但它的概念很简单。其思想是社会环境是一个人要保持健康不可忽视的必要条件。

生物–心理–社会模型系统地组织各个健康层次。没有任何东西

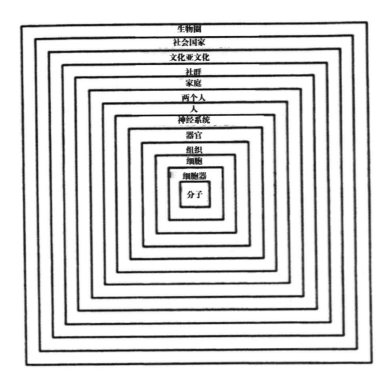

图1　恩格尔博士的生物–心理–社会模型自然系统的连续体

是孤立存在的：每一层同时是一个整体和一部分。一个方面的转变会影响其他方面的变化。最里面的部分包括组成一个人的分子、细胞器、细胞、组织、器官和神经系统。这就是生物医学模型和卫生保健系统的边界。恩格尔博士发现，虽然绝大多数的医疗实践都只关注身体内部，但健康的影响因素却远远超出了身体层面。

单看个体生物学就提供了一个不完整的图景，这使得贝拉和黛西的案例令人费解。为什么"生病"的贝拉状态这么好，而"健康"的黛西状态这么差？如果你把模型展开来看，贝拉和黛西的例子就更有意义了。当我们考虑到恩格尔博士外圈的因素，超过"个体"范畴的圈，我们开始看到贝拉和黛西的情况和他们的健康的严重差异。这让我想起了迪士尼乐园那座闹鬼的宅邸里的一幅富有弹性的肖像画，你最初只会在墙上看到一幅画，画上是一位可爱的年轻女子，她有着田园诗般的微笑，手里拿着一把阳伞，伞伸展开来，我们继续看，却看到她站在一条钢索上，下方有一条张开大嘴的鳄鱼。

恩格尔认为，健康不仅仅局限于身体，他的模型从个体向外延伸，包含了关系、家庭、社区、文化、社会国家和生物圈。外层包含了心理和社会因素，而当我和我的大多数同事与病人一起"隔绝"在医疗中心的时候，我们甚至认为这些因素是无关紧要的或者是具有侵入性的。

通过完整的模型，我们可以看到贝拉的幸福感是与和儿子一起散步、良好的社区关系以及兴趣爱好联系在一起的，而黛西身体状况欠佳则与她的孤独、对她表姐的想念以及工作投入不够有关。

恩格尔博士在罗彻斯特大学医学院查房时经常戴着红色领结，他实践了自己所宣扬的理论。认识他的人说，他不仅关心病人的身体状况，还会留意病人生活中的一些细节，比如病人是否在病房里挂了全家福照片或者是否有人来探望。他是那种值得信任的医生，看到他，你会感到放心，并欢迎他带着生病的家人走进病房。他会坐下来和病人交谈，不仅谈关于治疗的问题，而且会关心病人的日常生活。他建立了一个大型咨询服务系统来满足病人的整体需求，兼顾了心理和社会因素。

恩格尔博士于85岁时去世，当时我刚开始在罗切斯特接受大学医学培训，但他花时间了解病人的习惯成了他宝贵的遗产并渗透到罗切斯特大学的医学院文化中，也影响了医学院的毕业生们。

事实上，恩格尔博士的模型是我在医学院最先接触到的东西之一。我在医学院上学的第一天，教务处主任爱德华·汉德尔特博士就用其春风化雨的方式向我们介绍了生物–心理–社会模型，当然，他也是恩格尔博士的学生。汉德尔特博士对这个模型娓娓道来，渐渐地带领我们走进了人类的世界。他解释说，生物–心理–社会模型是罗彻斯特医学院课程的基础，对我们未来的职业生涯是无价的。我愣了一下。

后来我和同学们开始真正地研究我们所学的东西：生物医学。我们上每一节课，读每一本书，诊断每一个病人都遵循着这两个步骤：诊断和治疗。我以为身为医生，我的口袋里装的是我的超能力：药物。"治疗A"的化学结构，预测"受体B"的结合，以及"疾病C"症状的改善。当我通过所有考试并开始在临床实习时，我已经完全忘记了恩格尔博士的模型和疾病更广泛的背景。我渴望获得临床经验，并对那些我只在书上研究过的疾病感到好奇和兴奋。

然后，我遇到了兰迪。兰迪只有47岁，但看起来比实际年龄老了10岁。他在一家颇受欢迎的城市夜总会当舞台经理，过着"摇滚"的生活。他在20多岁时注射海洛因。当他设法戒掉那个习惯时，他开始每天抽一包半香烟。他说："两害相权取其轻。"他还喜欢在晚上喝两杯威士忌来"提神"。快到30岁时，兰迪已经穿不上他的巡回演唱会珍藏T恤了。

医生诊断他患有II型糖尿病。他本该给自己注射长效胰岛素，但他并没有严格执行。他的女朋友雪莉说，由于他经常熬夜，所以总是很难按时服药，而且他基本上只吃酒吧里的食物。在他42岁的时候，他注意到当他爬楼梯时，他的腿就会疼得抽筋，这种疼痛会反复发作。随后，当他仅仅只是站着和别人聊天时，他的腿就会开始抽筋。在他44岁时，他的大脚趾出现了无法愈合的溃疡，那也是他第一次截肢。

我见到兰迪时，他的外周血管疾病已经明显恶化了。那一年的年初，他做了股动脉搭桥手术，试图绕过腿部大动脉的堵塞。血管外科手术小组经过四个小时的精心操作，取出了兰迪的隐静脉，并小心地在他左膝上下的股动脉处重新缝合。当手术进展顺利时，旁路可以改善下肢的血流量。手术很成功，没有任何并发症。人们期望他会恢复得很好。

六个月后，兰迪的左腿下部又感染了。我和资深住院医生布莱恩·库珀一起去他的病房查房。当我们取下他那苍白冰冷的腿上的绷带时，那股恶臭简直让人无法忍受。兰迪的伤口看起来和闻起来一样糟糕。由于他的血液循环不好，原本像咖啡桌角那么小的伤口变成了一个溃烂的疮。兰迪看着我，我看着他的腿。我努力用嘴呼吸，试图保持一种专业的表情来掩盖我的恐惧。由于兰迪的血液循环受阻，静脉注射的抗生素无法到达伤口部位起作用。"治疗A"，不能结合"受体B"，如果抗生素不能到达兰迪的腿，"疾病C"就没有改善。他将死于感染。

兰迪坐在病床上。雪莉坐在他旁边看杂志。库珀单刀直入："你还在抽烟吗？"兰迪笑了："米克·贾格尔还在玩滚石乐队吗？"库珀没有笑，兰迪的手指上有黄色的烟渍。"你知道，吸烟会阻碍手术后组织的正常愈合。"尼古丁既能削弱人体的免疫细胞，又能抑制血管收缩，阻止细胞到达创伤部位。"这就像给士兵下了药，然后让他们待在一辆堵在路上的军用坦克里。"兰迪听了库珀的话，解释说，即使他不抽烟，他的同事也都抽。库珀继续说："今天下午我们会做几项检查，检查你脚上的血流量，然后讨论我们的治疗方案。我必须坦白，我觉得你的腿情况并不乐观。"

兰迪心里还有别的问题。"嘿，医生，我们能对这个部分做点什么吗？"

他指着自己的骨盆区域问道。他俯身对我们说："糖尿病真的毁了我的感情生活。"雪莉羞怯地点点头。

库珀把手放在他的肩膀上说："先生，我们一次只做一件事。"

我们走出房间后，库珀摇了摇头。他说道："如果股动脉搭桥手术失败了，就像把腿砍掉了一样。"他用胳膊做了一个砍的动作。"还有，感染不会停止。"会沿着腿向上移动。到了晚上，测试证实了这一显而易见的事实，股动脉搭桥手术失败了。我们告诉了兰迪这个消息。他这样离开医院是不安全的，因为感染很严重，我们把他排在明早的第一台手术，进行截肢。

兰迪看了看他的手，然后点了点头。我们都静静地坐着。雪莉哭了。最后他问道："有谁能把我推出去抽支烟吗？"

我问过自己很多次，兰迪是否不得不失去那条腿，以及我们还能做些什么来避免进一步的灾难。大多数临床医生都知道，仅靠医疗手段或外科护理来治疗一个人的腿或身体并不总是足以确保他们能够恢复健康。恩格尔博士鼓励我们关注病人的生活。但是病人的生活是很复杂的，问一些不相关的问题就像是在15分钟内打开了潘多拉的盒子。我们现在应该把治疗重点放在腿上，所以我们就是这么做的。然而，当我看到兰迪——看到他不良饮食习惯，他抽烟，他不能按时服药——为什么一点小伤就会导致化脓的疮，我很难不觉得答案就在他的生活中。不仅仅是在他的生活中，而是在对塑造他健康的因素进行的更系统的研究中。

为了更好地了解这些上游因素的力量，我去了哥伦比亚大学梅尔曼公共卫生学院上课。与来自不同背景的人一起坐在研讨会上时，我感觉自己进入了一个平行的世界，每个人都在谈论健康，但方式却截然不同。奇怪的是，医学和公共卫生是两个截然不同的领域，它们从两个截然不同的角度看待健康问题。像爱丽丝一样，我也穿越进了"仙境"。在临床领域，恩格尔博士的模型认为病人的健康与其日常生活息息相关，而公共卫生领域对塑造我们生活的具体条件有着更深入的了解，这可以让我们对一个人的行为和生理有更深入的了解。但这两部分需要用一种共同的语言统一起来。

从我的角度，我清楚地看到，公共卫生课程上的知识与恩格尔的理论异曲同工。

自恩格尔发表了他的里程碑式的论文以来，40多年来人们在疾病的社会层面上进行的医学、公共卫生和科学研究表明他是正确的：人们健康的绝大部分取决于临床护理之外的因素。虽然基因确实发挥了作用——以后还会进一步说明——但迄今为止对健康水平影响最大的是强大的社会、政治和环境条件。事实证明，一个人在哪里出生、工作、生活、玩耍和变老——公共卫生领域称之为健康的社会决定因素——以深刻的方式塑造了一个人的行为和生理状况。健康的社会决定因素或隐藏因素是疾病增强或消退的"风险"或条件。这不是恩格尔博士使用的语言，而这些语言却定义了他所描述的事情。

通过将恩格尔博士优雅的生物-心理-社会模型与社会决定因素的常识性语言相结合，我离解决兰迪、贝拉、黛西以及其他许多人的难题更近了一步。理解为什么他们和我们没有变得更健康的关键在于建立一个新的框架。我称之为隐藏因素的框架，它不仅统一了医学和心理健康领域，而且在公共卫生领域也有了实质性的飞跃。它也与你有关。隐藏因素模型把我们带回到医学院开学的第一天，以及汉德尔特博士那句未被重视的睿智建议，即考虑更广泛的人类状况对健康至关重要。

在隐藏因素模型的圆环中（如图2所示），中心是你。从"你"

向外辐射的是你每天都参与其中的社会和环境矩阵。这个模型包含了我们生活中的方方面面，比如家人、朋友、同事、金钱、假期、学校、爱好、家庭、人行道、杂货店、咖啡店、理发店、公园、操场、社区、宗教场所、交通工具等，是我们日常生活中的所有活动。

在接下来的章节中，我们将一起探索隐藏因素的圆环。

第一个环，离自己最近，代表我们一对一的关系或最亲密的关系。然后，我们将探讨更广泛的社会关系在我们的健康和社区中的重要作用。我们工作的地点和方式对我们的健康和幸福也至关重要，这与我们的教育、学习和更强烈的生活目标感相吻合。接下来，我们将前往我们的社区，考察我们的生活，以及它是如何影响健康的。我们如何对待彼此或按照"黄金法则"生活，对于创造一种我们都能在公平的环境下茁壮成长的文化至关重要。当我们观察外部边缘的因素时，我们会看到更广泛的因素，比如后天环境对我们的影响，特别是童年时期的经历对我们身心健康的影响。最后，我们将深入探讨情感健康、信任和解决冲突的技能如何帮助我们所有人培养韧性以及创造更和平的社会。

这是一个令人大开眼界的旅程，对你的日常选择有着不容忽视的意义。

所有这些隐藏因素都存在于兰迪的生活中。事实上，这些隐藏因素有助于解释兰迪是如何生病的，以及为什么一个小伤口变成了溃烂的疮。如果医生在兰迪第一次寻求治疗时就已经被培训过如何

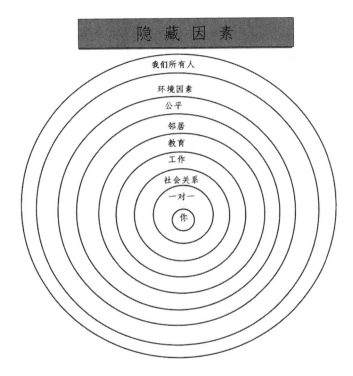

图2　健康的社会维度（隐藏因素）

去发现这些因素，那么现在情况会是怎么样呢？如果我们的医疗系统考虑到这一部分的日常护理，并让病人得到他们需要的支持又会怎么样？

　　以下是这个故事有可能的变式。兰迪很幸运地拥有一段良好的亲密关系：他在雪莉那里得到了巨大的社会支持，她送他去了医院；如果没有她，他可能得等很长时间才得到帮助，最后死于感染。但是雪莉也需要支持，她本可以协助我们帮助兰迪的。雪莉不抽烟，我们本可以让她来帮兰迪减少他每天的香烟摄入量。毕竟，每多吸一根烟，人的寿命就会减少11分钟。我们可以约他去戒烟诊所寻求额外的社会支持，在那里他可能会参加团体活动，并遇到其他正在尝试戒烟的人。

我们可以和兰迪谈谈他的社会关系、工作、教育和邻里关系。兰迪的许多朋友和同事也抽烟，这让他觉得如果不出去和他们聊天就会被遗忘。也许他可以从他们那里得到一些帮助，因为他们中的许多人也想辞职。我们也可以和兰迪一起进行头脑风暴，在他的工作场所做出更健康的选择，帮助解决他每天喝酒、吃酒吧食物和整天烟不离手的习惯。这些行为妨碍了他养成定期注射胰岛素的习惯。虽然兰迪热爱他的工作，但他也想学电吉他修理。也许他可以找到一种方式来上课，认识在这个领域工作的其他人。我们可以谈谈兰迪的邻居，然后带着他去附近的农贸市场转转，这样他们就可以为这一周储备更健康的食物。

也许社区护士已经拜访过兰迪和雪莉的家，为他们做了需求评估，以找到帮助他们恢复健康、降低生病风险的方法。

这些只是兰迪和雪莉（在我们的帮助下）为改善兰迪的健康状况可能采取的一些措施。同时，社会上的一些变化本可以以有意义的方式帮助兰迪维持健康。该市可以通过发布有关二手烟的公共安全标准来保护工人的健康。税收可以使这些香烟更贵、更难以买到。临床医生可以与倡导更健康的城市政策的组织合作。所有这些都可能影响兰迪的治疗效果，帮助他保住腿。

　　但事实是：兰迪的情况不是个例，而是常见现象。

　　卡尔表面上可能需要进行"疝气修补手术"，但他同时也是一个患有高血压的独居老人，他爬不上一段楼梯，想去看医生却没有方便的出行工具。桑德拉患有"肠梗阻"，但她同时也是一名在一间一居室的公寓里独自抚养三个孩子的单身母亲，她只能优先考虑孩子的需求，而不是自己昂贵的药物。与此同时，肖恩患有"颈椎间盘突出症"，他感觉自己的这份公关工作让他压力很大，而且他的老板是他脖子痛的主要原因。格洛里亚需要进行"胆囊切除手术"，但她也需要摆脱她痛苦的婚姻。

　　揭示隐藏因素有助于我们了解如何集中精力改善我们的健康。这些因素解释了为什么相同的疗程或药物会导致非常不同的结果。临床上常见的是两名患者情况相同，如都在进行心脏病发作后的恢复，但他们会因为看似无关的因素（如家庭关系或教育水平）而有着非常不同的病程。在我的临床经验中，我见过病得最重的人往往有着相似的背景：孤独、受虐、贫穷或遭到歧视。对他们来说，医院的医疗是不够的。这就像我们只修理飞机引擎，却忽略了飞行员刚刚在酒吧喝了三杯酒，或者飞机上方有一场巨大的风暴。

　　我们当前的医疗模式的狭隘关注点可能使医生只能够解决特定的问题，虽然解决这些问题也很必要，但如果我们不考虑病人的整体生活背景，那么这不会是一个持久的解决方案。为了更好地照顾病人，我们还需要关心病人的生活。一个称职的外科医生可以在兰迪的腿上做一个成功的股骨旁路手术，但除非兰迪有必要的日常支持，否则他的手术最终会"失败"。我们可以解决身体上的问题，但我们却没能治愈病人。另一方面，如果我们能及早发现这些隐藏因素，预防风险中的风险，疾病可能永远不会发展到我们每天在医院看到的极端情况。当我们每天都因为可预防的原因而失去充满希望的生命时，这一信息需要被传播出医院的围墙，因为我们每天都在为本可预防的原因而失去充满希望的生命。健康的本质似乎不在医学教科书中，而是在我们日常的相互联系中。

我们在医学上所忽略的是，健康远远超出了身体本身，健康还包括我们的社会生活。在我们的一生中，我们都会不可避免地发现自己处在健康和疾病之间的神秘地带，就像上述那两个病人的故事一样。我们怎样才能在各种情况下享有健康呢？为了探索这个问题，让我们一起探索同心圆环中的隐藏因素。

作为人类，我们如何对待彼此对我们的健康非常重要，所以我们将从我们最亲密的关系开始。

第二章
一对一：你的亲密关系

如果你想改变世界，回家去爱你的家人吧。

——特蕾莎修女

双胞胎通常会提前诞生。虽然大多数单胎婴儿会在子宫里待上约40周，但双胞胎的妊娠周期平均只有35周。当凯特·奥格在27周时临产时，她知道她的龙凤胎处于严重危险之中。他们已经给宝宝起好了名字。女孩名叫艾米丽，男孩名叫杰米。艾米丽在出生后幸存了下来，而杰米却没有。医生想尽一切办法让杰米呼吸，但没有成功，20分钟后，他们宣布杰米死亡。在工作人员把他带出房间之前，凯特请求医生允许她抱她的儿子。

凯特打开杰米的毯子，把他抱起来，让他像纸一样薄的皮肤贴着自己的胸部。她的丈夫大卫和他们一起躺在医院的床上。大卫为了让杰米更暖和，脱下了衬衫。他们都哭了。当他们的皮肤紧贴着坐在一起时，凯特对着杰米说话，解释他的名字。凯特在接受《每日电讯报》采访时表示："我们向他解释了他和他的双胞胎姐姐名字的由来，以及我们是多么努力地想要生下他。"然后"奇迹"就发生了。

杰米的动作开始得很快。助产士解释说这是一种死亡的反射，类似于"回光返照"。然后他的眼睛突然睁开了，助产师说这可能是另一种反射。工作人员让他们节哀顺变。当凯特和大卫继续抱着他和他交谈时，杰米似乎还在呼吸。然后，杰米伸出一只手，抓住大卫的手指。他们兴奋地喊医生，医生没有回来。

在接下来的一个小时里，杰米状态越来越好。凯特在接受《今日秀》采访时回忆到，她的丈夫说："去告诉医生，我们已经接受了孩子的死亡，他能来解释一下吗？"她补充道："说完这些，医生就回来了。"五年后，杰米长成了一个健康快乐的孩子，一头金黄色的头发，笑容灿烂。他喜欢在澳大利亚悉尼附近的海滩上跑步、玩游戏，喜欢和姐姐一起烤饼干。

那天发生在杰米身上的事是一件不同寻常的事，我们也许永远不知道到底发生了什么。但我们知道，一个婴儿被宣布死亡后，在父母的怀里展现出了生命的光芒。父母的爱抚不知怎么改变了一切，至少看起来是这样。医生们只注意到了杰米小小的身体。但是更大的隐藏因素（比如父母的爱）在起作用。

母爱如何改变孩子的命运？作为一个在大学里学习哲学的年轻人，莫舍·斯兹夫博士对"非常古老的问题"感到疑惑，即行为是由经验（如爱情）还是生物学（如遗传学）决定的？随着时间的推移，斯兹夫博士在哈佛大学学习遗传学，最终成为麦吉尔大学从事癌症研究的药理学和治疗学教授。他从未想过，多年以后，他早年间对哲学的兴趣会在马德里的一家酒吧里重现。1992年的那个西班牙之夜，在与大学同事迈克尔·梅尼博士开完一个会议后，他喝了几瓶啤酒，于是话题转到了老鼠身上。

在实验室里工作时，梅尼博士注意到有些老鼠比其他老鼠更能成为慈爱的母亲。在产后的第一周，热衷养育孩子的母鼠更频繁地舔他们的孩子，而情感上疏远的母鼠则花很少的时间来给孩子梳理毛发。

梅尼博士观察到，"高舔者"会养出更放松、温顺的幼崽，而"低舔者"会养出更焦虑的幼崽，它们很难被控制，甚至可能会咬人。在实验室里，任何人都可以根据幼鼠的行为很容易地辨别出它妈妈的教养方式。此外，母亲的风格似乎决定了幼鼠一生的行为。斯兹夫博士很感兴趣。他告诉我，"作为一个科学家，我在寻找那些看起来奇怪和不同的东西"。现在，他开始思考地球上最古老的一个问题：养育如何塑造我们的天性？如果基因是固定的，为什么爱会改变人的性格？

斯兹夫博士、梅尼博士和他们的同事设计了一个巧妙的实验，为了验证鼠妈妈的养育行为是否对鼠宝宝有影响——即使鼠宝宝不是鼠妈妈亲生的。因为老鼠乐于收养其他母亲的孩子，所以它们交换了幼鼠。然后实验者们乏味地数着鼠妈妈舔鼠宝宝的次数。他们发现，与其他任何理由一样，"养育重于天性"的说法同样站得住脚：如果一只"低舔""焦虑"的老鼠的孩子被一位"高舔""放松"的母亲抚养长大，它就会变成一只"放松"的老鼠。最终，它会成为一个"高舔"的养育者，抚养放松的小鼠。反之亦然。

有没有可能，鼠妈妈每舔一下，就会重塑一下鼠宝宝的遗传脚本？这个想法动摇了斯兹夫博士对遗传学的理解。答案将揭示生活中惊人的灵活性，他决心弄清楚这背后的原因。

奇怪的是，二战期间荷兰发生的一场由纳粹引起的饥荒可能可以帮助我们找到答案。1944年10月，就在盖世太保发现了安妮·弗兰克并将她送往奥斯威辛集中营几个月后，纳粹军队突然切断了居住在荷兰西部的400多万荷兰公民的食物供应，其中包括妇女和儿童的。因为没有足够的面包和牛奶来养活每个人，所以那时荷兰有超过2万人死于饥饿。那些熬过了"饥饿的冬天"的人之所以能活下来，主要得益于周边盟国空投的食品。但是，每天400到800卡路里的热量是不够的，尤其是对孕妇来说。

在挪威的纳粹军队于1945年5月5日投降后，食物供应很快恢复到正常水平。但是灾难性的饥荒留下了一个隐藏的标记。研究人员希望了解母亲在怀孕期间的饮食对婴儿健康的影响。在荷兰，公民的集体健康状况在一个名为公共健康登记处的数据库中被长期跟踪。登记处提供有关人口健康状况的有价值的数据。（在美国，我们的医疗体系支离破碎，数百万份医疗记录彼此之间无法联通，因此我们没有那么广泛的医疗记录。）由于他们进行了全国范围的登记，饥荒期间怀孕或出生的记录为卫生调查人员提供了宝贵的线索。

调查人员的发现听起来并没有那么戏剧化：大多数在怀孕时吃不饱的母亲孕育出的婴儿都会比一般的婴儿小。但令人惊讶的是，婴儿的小个头仅仅是个开始。研究人员跟踪调查了这些低体重婴儿，直到他们成年。随着年龄的增长，这些在饥荒中出生的婴儿发展出了更多的健康问题，他们患心脏病、肥胖、糖尿病和精神疾病的风险增加。他们的寿命也比饥荒前后出生的人更短。一些研究表明，这些饥荒婴儿的下一代的体重也很轻，这表明祖母饥饿的影响会代代相传。环境产生了长期的影响。一个冬天没有得到足够的食物，至少影响了两代人。随后发表在《细胞》杂志上的一项研究重复了这些发现，并发现老鼠饮食习惯的影响可以延续到三代。

但它到底是如何工作的呢？饥荒不会改变固定的DNA序列，那么环境创伤是如何改写遗传基因并将其传递下去的呢？

在"舔鼠实验"之前，斯兹夫博士偶然研究了DNA甲基化，这是他在肿瘤细胞中观察到的一个过程。甲基化作用就像在句子中添加一个句号，它将一个甲基（CH3）附着在DNA链上，并在转录或基因表达过程中发出停顿信号。DNA甲基化被认为是一种表观遗传过程，或者是在基因之上的过程。这是因为改变叙述的甲基与DNA链本身是分开的。

甲基化改变了细胞的结构而不是遗传密码本身。相反，它能改变DNA的"故事情节"，有时会变好，有时会变坏。比如，癌细胞可以把一部轻松的浪漫喜剧变成一部催人泪下的电影。然而，随着个体的生活方式变得更加积极，即使他的DNA中写入了不详的情节，甲基化的改变也可以减缓故事的进展，使其向好的方向发展。这意味着一个人在疾病症状——比如阿尔茨海默病、帕金森氏症和亨廷顿氏症等神经退行性疾病——出现之前可能会活得更健康。事实证明，我们的DNA比我们想象的要灵活得多。

斯兹夫博士从来没有想过社会环境会影响甲基化。在一次实验分析中，斯兹夫博士和他的团队偶然发现，DNA甲基化和去甲基化发生在鼠妈妈对孩子的忽视或关爱中。在微观层面上，爱或忽视根植于婴儿的身体，它似乎会传递下去。换句话说，正如斯兹夫博士解释的那样，他发现了"嵌入在基因组中的经验"。

通过灵活的表观遗传过程，环境暴露会打开和关闭基因，去适应生活中不断上演的戏剧。

例如，当一个婴儿在母亲的子宫里成长时，应激激素（如皮质醇）会穿过胎盘。压力不会改变固定的DNA编码本身，但通过甲基化，它向正在发育的生命传递了一个重要信息，告诉它们如何安排DNA："孩子，外面的世界很艰难，一定要做好准备！"看来表观遗传学就像时尚潮流一样，穿比基尼或羊绒大衣或许能塑造一个人的外形，但如果是在迈阿密的夏天或蒙特利尔的冬天，穿什么可能意味着生或死。

荷兰饥荒研究小组和斯兹夫博士的幼鼠研究团队并不是唯一研究基因受经历影响的团队。加拿大的一场意想不到暴风雪让我们更深入地了解了表观遗传过程是如何运作的。

对于穿着厚厚的冬衣的魁北克省和安大略省东部的居民来说，下雪没什么大不了的。生活仍然在继续：学校开学、工作照常、交通繁忙。

然而，在1998年1月，5次小型冬季风暴联合起来，造成了一场巨大的灾难。1998年加拿大大冰暴期间，树木倒在汽车和房屋上，电线断裂，输电塔倒塌。这次自然灾害造成35人死亡。桥梁和隧道关闭，数百万人被困在停电状态长达6周。蒙特利尔瘫痪了。

冰暴不完全是雨，也不完全是雪。它在撞击时结冰，在地球表面形成一种神奇而危险的厚釉，此时仅仅是四处走动都是有风险的。我在纽约北部上医学院的时候，一场小冰暴使我们停电好几天。在烛光下吃着罐头食品的新鲜感很快就消失了。当我公寓的灯光重新亮起时，我变成了一个疲惫不堪的穴居女人。我那辆白色福特车看起来就像一座天鹅冰雕。在这样的条件下生活6周，无论是怀孕还是正在抚养婴孩，都是不可想象的。

由于给孕妇施加压力来测试对其婴儿的生理影响是不道德的，自然灾害为研究人员提供了罕见的关于产前母性压力影响的研究机会。正如斯兹夫博士在一次TED①演讲中开玩笑说的那样，"上帝对

---

① TED（指Technology, Entertainment, Design在英语中的缩写，即技术、娱乐、设计）是美国的一家私有非营利机构，该机构以它组织的TED大会著称，这个会议的宗旨是"传播一切值得传播的创意"。每年3月，TED大会在北美召集众多科学、设计、文学、音乐等领域的杰出人物，分享他们关于技术、社会、人的思考和探索。

人类进行了被称为自然灾害的实验"。麦吉尔大学的流行病学家在苏珊娜·金的带领下，迅速采取行动，找出那些经历过1998年加拿大大冰暴的孕妇。就像其他大风暴后的典型现象一样，9个月后，当地医院报告了一波婴儿潮。

麦吉尔大学的研究人员确定了178名自愿参与研究的参与者。他们收集了血液和唾液样本，以确定灾难是否已经在这些妇女的身体上留下印记。研究人员检查了这些母亲对压力的生理反应，包括皮质醇水平，这是一种身体在压力环境下分泌的激素。他们还收集了孕妇的客观压力的数据，比如断电天数。当婴儿出生后，研究小组对孩子们13岁时的身体和行为发育进行了跟踪。研究人员发现，与经历低或中等客观压力的母亲相比，客观压力最大的母亲所生的"冰暴婴儿"有更多的行为、健康和语言问题。这些儿童的哮喘、自闭症、代谢和自身免疫性疾病的发病率高于预期。停电时间越长，对发育中的婴儿的影响就越大。就像荷兰饥荒一样，母亲的压力经历在孩子出生前就对其产生了影响，留下的环境印记将伴随孩子一生。

爱、饥荒或冰暴不会直接改变孩子的DNA序列，但是表观遗传修饰会灵活地适应不断变化的世界。这些表观遗传的变化会在关键的发育时期产生长期的影响，并且它们会在我们的一生中不断发生。

对于斯兹夫博士和其他科学家来说，一个主要的问题仍然存在：你怎么知道甲基化或者表观遗传（在基因之上）的改变是不是由其他未知的基因引起的？环境和生活经历真的能改变基因吗？为了找到答案，斯兹夫博士和他的研究小组设计了一项研究来观察加拿大大冰暴婴儿在青少年时期的DNA。这是一个完全随机的事件，没有机会预先编写任何程序。通过仔细分析，研究小组发现，客观压力最大的母亲的孩子表现出明显的DNA甲基化模式，尤其是在免疫和代谢细胞中。他们的研究结果证实，基因并没有预先决定表观遗传变化：是社会环境改变了一个人DNA的表达，而这通常是有原因的。

如果可以选择，有一个慈爱的母亲听起来是更好的条件，一个更有营养的子宫也是如此。我们认为，很多来自不专心的养育或压力过大的孕妈的表观遗传变化是负面的，但我们需要记住，这类环境在某些情况下也能提供帮助。毕竟，表观遗传变化有助于生存。如果生活在一个没有捕食者的笼子里，一只放松的母老鼠舔她孩子的画面是很可爱的，而在一个充满猫的世界里，一只放松警惕的老鼠将会变成猫的晚餐。一个不经常舔宝宝的老鼠妈妈的行为可以传达一个重要的早期生存信息：宝贝小心！当敌人潜伏时，焦虑、高度警惕和攻击性可以提高生存能力。

同样，发育中的胎儿也能因此适应恶劣的生存环境。

然而，为了最初的生存而付出的代价可能意味着未来的麻烦。例如，一个营养不良的孕妇所生的婴儿可能会发生表观遗传修饰，以便在食物充足时储存多余的脂肪。这种适应有助于早期生存，直到他看到一份美式快餐的菜单。

　　认识到社会经验通过表观遗传学改变DNA是科学、医学和亲密关系的一次大规模复兴。在发现表观遗传过程之前，健康就是基因决定论。爱情和经验占了次要地位。直到最近，人们还认为父母的角色在孩子的生活中并不那么重要。正如斯兹夫博士解释的那样，当他在抚养孩子的时候，大多数人都相信，"如果你生来就有正确的基因，你就会没事的"。"一切都由遗传决定"的观点让父母完全不用承担责任。斯兹夫博士指出："这让父母拥有不会被责备的完全自由。"

　　然而，可能很少有父母会对这一亲子关系力量的科学证据感到惊讶。

　　对早期发育的研究表明，生物有一种与生俱来的凝聚力。从生命的第一天开始，通过与看护者的成千上万的微小互动，婴儿就能知道这个世界是否安全，是否能满足自己的需求。当关系是积极的，孩子感到被爱，这种依恋就是安全的。随着时间的推移，强烈的依恋会帮助孩子保持情绪稳定，从失望中恢复过来，并建立友谊。他很可能会把这种依恋方式带入成年，并最终成为父母。正如英国发展心理学家约翰·鲍尔比所说："当我们的生活被组织成一系列从我们的依恋关系提供的安全基地出发的旅行时，我们都会是最幸福的。"

　　但正如鲍尔比从他的工作和个人生活中所知道的，事情并不总是这样顺利。不安全的依恋是由于缺席、不可靠、虐待或专横的养育关系造成的。20世纪70年代，鲍尔比的得意门生兼同事、心理学家玛丽·安斯沃思发起了一个名为"陌生情境"的依恋测试。她研究12月到18个月大的孩子在和妈妈玩的时候会发生什么，然后让一个陌生人进入他们的房间。她还观察了如果孩子的母亲走出房间会发生什么，以及当她回来时孩子的反应。

一个发展出安全型依恋的两岁以下的孩子在母亲在场时会对陌生人很友好，母亲离开时会感到不安，独自一人时会对陌生人很警惕。当妈妈回来时她会很高兴。没有发展出安全型依恋的孩子要么在妈妈离开时没有表现出痛苦，对陌生人似乎很好，当妈妈回来时几乎没有情绪（回避型依恋），要么在妈妈离开时表现出长期的痛苦，对陌生人感到恐惧，在妈妈回来时则会感到不安，有时甚至把她推开（不安全型依恋）。

一篇广泛回顾了2000年在8个不同国家进行的"陌生情境"实验的综述显示，不管在哪种文化中，每两个孩子中就会存在一个不安全型依恋的孩子。

自鲍尔比和安斯沃思发表他们的数据以来，数十年的研究表明，在没有干预的情况下，孩子不安全的依恋会转化为成年后表达和调节情感的困难。一个在孩童时期有过不安全依恋史的人，长大后可能会极度害怕被抛弃，要么避免在情感上接近他人，要么难以接受不那么完美的伴侣，并且当事情不顺利时就会崩溃。不安全的依恋也会导致皮质醇水平升高，海马体体积（大脑中与记忆和学习有关的区域）降低，患有身体和精神疾病的风险也会更大。

我们知道，在某种程度上，有着安全的依恋关系的孩子在生活中的表现是不同的，因为这是历史上持续时间最长的研究之一。从1938年大萧条时期结束时开始，格兰特研究追踪了一批哈佛大学的本科生（包括未来的美国总统约翰·F. 肯尼迪）直到他们成年。随着时间的推移，这项研究扩展到参与者的妻子、孩子和来自波士顿不太富裕社区的对照组。在80年的研究过程中，首席研究员乔治·瓦兰特博士和他的团队发现成功、健康、快乐生活有一个始终如一的关键预测因素：良好的人际关系。所以，如果你是孩子的家长，你应该知道，不要给孩子太大的压力。

一想到依恋，我就想跑过去拥抱我的孩子。从表观遗传学的研究中，我们知道父母的爱会对孩子的健康产生一系列积极的影响。即使我们不是在一个充满爱的环境中长大的，我们也有机会为我们自己和我们的孩子培养一个这样的环境。这让我想起了史蒂夫·马丁的一个笑话："前几天我给我的猫洗澡，它坐在那里，很享受，这对我来说很有趣，毛会粘在我的舌头上，但除此之外……"所以，虽然我们不会像老鼠妈妈那样舔舐和打扮我们所爱的人，但我们的爱抚也会改变命运。

对于新生儿来说，直接的肌肤接触尤其重要。在杰米出生后的关键时刻，凯特·奥格本能地把儿子放在裸露的皮肤上，这种做法被称为"袋鼠式护理"。袋鼠宝宝刚出生的时候，看起来就像蠕动的粉红色小熊软糖。因为没有毛发，它们需要妈妈育儿袋的温暖才能茁壮成长。

1978年，新生儿学家埃德加·雷伊博士在阅读了一篇关于袋鼠幼崽生存的论文后产生了一个大胆的想法。埃德加·雷伊博士在哥伦比亚的波哥大工作，在那里，每4个在医院接受标准医疗护理的早产儿中就有3个死亡。出于绝望和过于拥挤的条件，他要求新妈妈们用自己的体温充当早产儿的保温箱。毕竟考虑到早产儿的死亡率，他们已经几乎没什么可以失去的了。于是母亲把孩子裹在尿布里抱在胸前，并确保孩子的口鼻露在外面。雷伊博士注意到，这样做以后，更多的早产儿存活了下来。后来，无数研究证明，"袋鼠式护理"能够使婴儿的心率、呼吸和血氧饱和度恢复正常。用这种方式能够让婴儿更平静、睡眠更好并且智商更高。在世界各地，通常是在资源匮乏的国家，这种做法可将早产儿死亡率降低30%以上。

"袋鼠式护理"的好处包括身体的温暖和父母心跳带来的安慰，由此产生的神经肽和催产素也起着关键作用。催产素被称为"爱的激素"，因为它与联结、同理心和信任有关。它在分娩、哺乳以及我们拥抱、亲吻和依偎时释放。催产素帮助我们记忆面孔并建立联系，在父母养育孩子的前六个月里，催产素会稳步增加。

爱能使我们双膝发软吗？虽然这种激素是在大脑中产生并通过脑垂体释放到血液中，但我们的全身遍布了它的受体，这也解释了它的广泛影响。催产素帮助我们感到平静、被欣赏，甚至让我们更多地歌唱。

在一项针对68名男性的研究中，那些使用了鼻用催产素喷剂的人比没有使用的人慷慨80%。婴儿是出了名的"小恶魔"，所以催产素是对我们有利的。有证据表明，不仅仅是袋鼠式的关怀和爱抚可以帮助释放催产素，身体上的一些游戏也可以，包括"躲猫猫"、挠痒痒、模仿毛绒动物，以及其他的一些"愚蠢"的小游戏。

在本章的开头，凯特·奥格的那一"死去"的胎儿奇迹般地"复活"的故事，生动地说明了身体的温暖对孩子的治愈力。这种触摸对每个生命体都是至关重要的。当我们想到成年人的身体亲密行为时，性往往会首先浮现在脑海中。虽然性在我们的日常关系中扮演着重要的角色，但随意的身体接触也同样重要。当朋友表达对我们的支持时，他们会轻拍我们的肩膀或者背部，这背后也是有生理原因的。就像在动物世界里，社交式的梳毛也是建立社交纽带的一部分。这可能解释了为什么有些女性喜欢每周在理发店聚会，也阐释了我们大部分人都喜欢一直用同一位美发师的原因。在医疗行为中，医生的触碰（比如使用听诊器听你的心跳）带来的安慰也许也是我们喜欢长期与同一位医生打交道的原因之一。

触碰带来的联结感不仅仅是情感上的依恋，还有生理上的影响。牵手可以降低血压、心率和皮质醇。即使是还在妈妈的子宫里的双胞胎也会这么做。一幅让人感到暖心的双胞胎儿的超声波图显示，他们中的一个健康，另一个身患重病，但他们在妈妈的子宫里手拉着手。紧扣的双手同样也能让我们感到勇敢。在"伸出援手"的研究中，那些认为自己即将受到电击的女性在握住配偶或陌生人的手时，与不握任何人手的女性相比，在功能性神经成像大脑扫描的结果中，感到的威胁较少。（只有在婚姻状况健康的情况下，牵着配偶的手才能产生最好的效果。）

　　研究表明，当一个人在危难中握住爱人的手时，两人的呼吸和心跳会同步。他们的身体会互相协调。最令人惊奇的是，他们的脑电波也会协调一致，这被称为"夹带"。一项研究观察了22对戴着脑电波监测仪或脑电图（EEG）帽子的夫妇，其中一人的胳膊上被加热了两分钟。研究人员发现，伴侣对被加热者的痛苦越感同身受，他们的脑电波就越同步。此外，脑电波越同步，被加热者报告的疼痛越少。即使只是在同一个房间里但没有接触，也会有一些"脑对脑"的同步。类似于萤火虫在夏夜闪烁①。当两个人在交谈和互相倾听时，他们大脑的振荡会同步，而不仅仅只是做了听觉上的处理，这两个人大脑的波长是一样的。人类在情感和生理上的联系是我们无法完全理解的，触摸是其中的一个关键部分。

　　触摸对健康也很重要。一项针对老年人的研究表明，与只进行社交活动相比，进行社交活动并且进行简单按摩在认知和情感上对老年人都更有益处。拥抱对身体亲密和健康也有作用。卡内基梅隆大学的研究人员研究了疾病暴露、社会支持和日常拥抱之间的相互作用。在他们的研究中，404个健康的成年人以科学的名义（可能也有100美元的报酬），同意吸入使他们暴露于普通感冒的滴鼻剂。首

---

　　① 萤火虫的腹部末端有发光器，发光器内部充满发光质及发光酵素，使萤火虫能发出一闪一闪的光。萤火虫发光的目的，除了要照明外，还有求偶、警戒、诱捕等用途。发光也是它们沟通的一种方式，不同种类萤火虫的发光方式、发光频率及颜色也会不同，它们借此来传达不同的讯息。

先，研究人员抽取血样来确认志愿者是否免疫。然后，他们对参与者进行了连续14天的调查，询问他们在社交中遇到分歧和得到拥抱的情况。最后，他们将志愿者暴露在感冒病毒中，并隔离5天，监测症状。那些每天拥抱的人生病的可能性降低了32%。

事实证明，拥抱并不能让你不感冒。但是对于生病的拥抱者来说，他们的症状不会那么严重，而且好转得更快。是的，拥抱越多越好。但一天一次似乎就能带来改变。当我的小儿子扎伊3岁那一年，在跨年夜的那一天，我们围坐在餐桌旁，讨论下一年的新年计划或目标。他宣布他的计划是"给予更多的拥抱"。事实证明，他可能发现了什么。理想的拥抱时间应该在6到20秒之间，这比我们大多数人习惯的拥抱时间要长一些。在美国，有足够多的人渴望身体接触，因此越来越多的人需要付费的柏拉图式拥抱服务以及专业的拥抱认证和会议（拥抱大会）。这些服务似乎比公园里那个拿着"免费拥抱"牌子的笑脸男更合法。

触摸不是我们建立亲密关系的唯一方式。关注我们所爱的人也很重要。在哥伦比亚大学内科和外科学院，一年级的医科学生观看了一段关于正常儿童发育的视频。视频显示，一位母亲和她的孩子面对面坐着。他们在愉快地互动，微笑并愉快地来回说笑。这是一幅迷人的画面。接着，这位母亲的脸突然变得毫无表情，对孩子试图与她交流的举动毫无反应。她转过身来，婴儿试图重新与她互动说笑，但母亲并不回应。孩子明显变得心烦意乱，哭了起来。最后，婴儿也把目光移开，不和母亲互动了，但他看起来很痛苦。当正常的互动恢复时，气氛暂时地缓解了，但是事情已经不像以前那么简单了。这孩子看起来茫然不安。

大量的后续研究表明，"静止脸效应"具有稳定性，即当父母重新与孩子互动后，孩子笑得更少了，看向旁边的次数更多了。研究人员使用新的环境线索进行的测试显示，婴儿似乎能在几周后回忆起这段令人不安的插曲。儿童发展研究人员爱德华·特罗尼克和他的同事们在20世纪70年代设计了这个面部静止实验，远早于在发展同理心方面发现的反射性镜像现象。神经科学的研究表明，我们在不知情的情况下，会自动地模仿与我们在白天交流的人的面部表情。这种镜像帮助孩子们发展同理心，我们将在第八章对此进行进一步的讨论。但是你必须看着一个人，才能做到这一点。在这个纷乱的世界里，集中注意力说起来容易，做起来难。

如今，我们在看智能手机的时候，不经意间就会开始每天多次地与我们的孩子做这个静止面部的实验。在纽约举行的一次关于正念的会议上，阿里安娜·赫芬顿问听众："你和你的手机是什么关系？你们上床了吗？"我几乎无法从屏幕上抬起头来思考这个问题。我们的大儿子马克斯出生在苹果手机问世前后，我们悉心呵护我们新设备的时间，无疑超过了我们与新儿子依偎在一起的时间。我们和科技有着一种前所未有的关系，我们的孩子也一样。有一点很清楚：如果你多关注你的孩子，多与他对视，你的孩子会长成一个不同的人。如果你不这样做，你可能会在无意识间重塑他们的基因，从而影响到你的孙辈和曾孙辈。想到这一点，突然之间，手机里那封邮件似乎不那么紧急了。

隐藏因素的第一环——亲密关系的存在与否，确实有着足以改变生活的影响。不仅对像凯特·奥格失而复得的孩子这样的婴儿如此，对一些夫妻来说也是如此，因为他们的婚姻与健康息息相关。

例如，埃斯特·克莱因和乔治·塞克斯1933年在布达佩斯读大学时相识。在一次偶然的会面中，他们的好朋友保罗·埃尔多斯（我们将在第五章中讨论）提出了埃斯特正在研究的一个具有挑战性的几何问题，乔治最终帮助他们解决了这个问题。这对夫妇在1937年相爱并结婚后，这个谜题后来被称为"大团圆之问"。但在匈牙利，时代在改变，在不确定的氛围下，大团圆的结局并不能被保证。

为了逃避纳粹的迫害，这对夫妇于1939年移居中国上海。在那里，乔治找到了一份皮革化学家的工作，但这对夫妇发现自己还是陷入了战争时代。

为了再次摆脱混乱，1948年，乔治接受了澳大利亚一所大学的数学教职。学术自由的氛围以及对学术研究的重新接触，让两人成了20世纪最具影响力的两位数学家。在生育了两个孩子并经历了近70年的婚姻之后，他们的非凡之旅还没有结束。在同一间养老院的房间里，这对夫妇在30分钟内相继自然死亡。埃斯特和乔治的亲密关系让他们度过了一段难以置信的多事、紧张和快乐的人生。这种纽带也让他们以一种非常不同的方式经历了死亡。

我们一对一的亲密关系是我们的健康中最重要的隐藏因素。从生命的最初时刻开始，它就是信任和依恋的基石，可以承载我们一生的关系。正如我们将在第十章中讨论的那样，强有力的一对一关系也为我们提供了一个坚实的基础，以便我们能驾驭自己的世界，和平地处理出现的冲突。作为成年人，我们可以采取一些健康的措施来促进我们的亲密关系（见本章工具箱）。

我们还可以帮助其他人在关键时期在他们的家庭中建立健康的联系。2018年，全世界有两个国家不强制要求带薪产假：巴布亚新几内亚和美国。与此同时，数据显示，10周的带薪产假能将婴儿死亡率降低10%。它还让孩子们活到五岁的可能性增加了9%，可能部分原因是因为有更多的时间进行母乳喂养。凯特和杰米的故事感动了我们，通过更好的生育政策，我们可以拯救更多的"杰米"。

表观遗传学这个令人兴奋的领域显示了母亲对孩子的爱和亲密能够塑造孩子的DNA，而医学才刚刚开始了解此事。正如斯兹夫博士所观察到的，这使得遗传学就像一部互动电影。就像凯特·奥格对杰米所做的一样，我们有能力改写剧本。我们可以把一开始摇摇欲坠的关系转变成一种促进健康和福祉的关系。正如斯兹夫博士所解释的，"剧本的5%或95%是预先确定的，但没关系"。很容易能听出他声音中的兴奋，因为他说："太棒了！"即使我们的童年一团糟，婚姻也不幸福，但表观遗传学为我们提供了改变未来的希望。基因并不能决定我们的命运，而我们自己可以。正如我10岁的儿子马克斯用孩子的智慧告诉我的那样："生命中最重要的是爱。"我们的亲密关系是其中的关键部分。我们与朋友、同事和邻居的关系也是如此，我们将在下一章进行探讨。

扩展你的工具箱：一对一的关系

想想你的亲密关系。在你的生活中，你现在或曾经最喜欢亲密关系的哪些方面？你可能会考虑以新的或更刻意的方式扩展哪些元素？以下是帮助你发现什么对你有用的一些启发：

·以一种让你感到舒适的方式向家人表达爱。对一些人来说，这可能是肢体上的或非肢体上的情感表达，如交谈、分享食物、伸出援助之手或表达需求。

·想办法增加与你生活中所爱之人的安慰性接触：

更多的拥抱、牵手、亲吻和依偎。一起看电影或看书，在沙发上拥抱。当你打招呼时，拍拍孩子的背、捏捏他的肩膀或和他击掌。你一开始可能必须有意识地去做这些事情，但这一过程能让你获益良多。

·如果你一个人住，可以通过其他方式给你的生活增添点睛之笔：坐按摩椅、吹头发、修指甲或趾甲、化妆、按摩手或脚。虽然自我照顾听起来像是一种奢侈品，但触摸对每个人来说都是至关重要的。

·多看看你所爱之人。试着把凝视保持得比你感觉舒适的时间更长。让你的孩子参加"凝视比赛"，或者和他互相模仿对方的面部表情。

·充分的注意力可能需要每个人在家庭时间把手机放在一边或

调成飞行模式。 减少那些分散你注意力的活动。 那封邮件（新闻、电视节目）能等等再看吗？ 你能一天只查两次邮件吗？ 花更少的时间在社交媒体上发帖，而更多的时间在家庭聚会上实际社交。 试试一个老式的棋盘游戏之夜。 打牌、练习做鬼脸和说好玩的垃圾话。 或者在你的下一次家庭郊游中，假装你生活在一个智能手机时代之前的世界，带上相机，而不是用手机拍照。 请不要让和你爱的人在一起的时光从你身边溜走。

· 在你从朋友的婴儿登记簿中随机挑选一些东西之前，先支持新妈妈和新爸爸，让他们有更多的时间和他们的孩子在一起。放下一盘冷冻的自制千层面，主动去跑腿或带大一点的孩子出去玩一天，或者支付洗衣费或保姆费。

· 良好的人际关系是幸福、健康、成功生活的最重要因素，因此要投入相应的时间去维系。设定工作时间的界限，以保护家庭时间和承诺。每周安排几个小时（把它们写在你的日程表上）和你爱的人联系。把爱和联系放在首位。为你的孩子也做一个类似的模型。早上出门时，一定要给你的孩子、配偶或狗一个拥抱、亲吻或击掌。你永远不知道这一天会发生什么。

· 好好地回忆你的过去。 考虑设立一个以"他们成长得如此之快"为主题的家庭之夜，给你的孩子看他（她）小时候的老照片或视频。 给你的孩子看旧的家庭照片，并讲述与他们有关的故事。 （和你的老朋友一起做类似的事也很有趣。） 如果你结婚了，在结婚周年纪念日穿得漂漂亮亮的，看看你原来的婚礼录像，把香槟酒拿出来庆祝。

·为了促进催产素分泌和释放情绪，可以适当放松一下。或者可以更愚蠢些。闻闻玫瑰花香，上舞蹈课或者和孩子们一起打开便携式迪斯科灯（我在网上花20美元买了一个）一起尽情跳舞。你很难在学蛇跳舞时保持坏心情。当你的邻居看到你时，试着对他微笑。

·就像你想在运动中提高心率一样，你想找到让你的心充满爱的活动，这样你就可以与他人分享。所以也要为自己花点儿时间。

第三章
社会关系：你的社区

忠实的朋友是人生的良药。

——格言

日本南部的冲绳岛上，有着世界上最多的百岁老人。这种长寿具有一种近乎神秘的吸引力。前来观赏岛上碧蓝海天的游客，几乎会忘记二战中冲绳岛的毁灭。1945年复活节发生的冲绳岛战役被称为"钢铁台风"，整个岛的人口因此而减少了一半。也许有人会怀疑，战后的长寿是否是残酷的达尔文式的优胜劣汰，但冲绳长寿的名声早在20世纪40年代就已经有了。长久以来，它在亚洲邻国中的绰号都是"神仙之地"。

没人知道是什么导致了冲绳人的长寿。研究人员长期以来一直在冲绳人的饮食中寻找青春之泉的线索。也许关键在茶和艾蒿中有独特的化合物？还是因为岛上居民吃的海藻？科学家们在其他以长寿闻名的文化中也进行了类似的科学饮食探索，比如地中海。

他们的想法是：如果我们能够解码食物的完美组合就好了。如果我们把这些重要的营养成分装进一个药丸里，我们就可以活得足够长，去追逐我们的曾孙。但如果我们的方向错了呢？

关于冲绳人为什么长寿的线索可能来自一项远离冲绳岛的研究，该研究在宾夕法尼亚州东北部的一个小镇进行，这个小镇就在熊沼泽和明格湖以南，距离纽约市以西大约两个小时的地方。

1961年，在一个医学会议结束后，一名来自这个主要人口为意大利裔的名叫罗塞托的小镇的医生与俄克拉荷马大学的医生兼公共卫生研究员斯图尔特·沃尔夫博士一起喝了一杯。这位来自罗塞托的医生声称，过去十年里，他发现这个小镇死于心脏病的病人并不像美国其他地方的那样多。他说他从未在这里见过55岁以下的人心脏病发作，这里也从没有人自杀或得消化性溃疡疾病。在他看来，市民们只会因为年老而不是其他原因死去。

回到俄克拉荷马州后，沃尔夫博士一直在想罗塞托的事。当时美国中年男性的主要死因是心脏病。沃尔夫博士证实，罗塞托居民的心脏病发作确实比美国其他社区，甚至同样是意大利裔的社区都要少得多。沃尔夫博士了解到，该镇每年的总死亡率为千分之一，比邻近的城镇低50%左右。就好像宾夕法尼亚的罗塞托人从未离开过意大利的乡村。为了了解更多，他动员了一个研究小组前往罗塞托。在市长的支持下，调查人员挨家挨户地敲门。他们在短短4周内评估了86%的人口。这个团队构建了市民们的家庭史，给他们进行了体检，做了心电图。他们仔细查看了死亡证明和医疗记录。为了寻找罗塞托人健康的奥秘，他们调取了所有诊所的档案。研究人员考虑了饮食、饮酒、吸烟、锻炼和基因等因素。值得注意的是，他们的所有习惯都没有什么特别之处。他们喜欢吃烤面包、香肠，和其他人一样喜欢到处闲逛。他们在采石场从事危险的工作，吃用猪油做的饭，体重比预期的要重。如果真要说有什么区别的话，那就是他们的饮食和生活方式甚至"应该"让他们少活几年。并且，他们也没有什么明显的生理优势。

研究人员很困惑，他们从案头上的各种数据中抬起头来，准备找找其他原因。他们决定去罗塞托实地考察寻找答案。在那里他们欣赏到独特的社会景观。他们穿梭于医院和诊所之间，看到人们在街上互相攀谈，朋友们坐在门廊上，蹒跚学步的孩子和祖父母一起玩耍，几世同堂的家庭一起吃饭。有钱的家庭从不炫富，邻里之间在困难时会互相支持。归属感、信任感和平等感充斥着这个社区。在20世纪60年代早期，这里的犯罪率几乎为零。根据这些，沃尔夫博士和他的同事们猜测罗塞托的不同寻常之处在于它紧密的社会联系。他们也知道时间会证明一切。正如鲍勃·迪伦在1964年的歌曲《时代在变》中所预言的那样。

1965年后，美国的日常生活开始发生变化。哈佛大学政治学家罗伯特·普特南在其开创性的著作中写道，有报道称，美国人感到与他人更加脱节，开始"独自打保龄球"。下班后参加晚宴俱乐部、社交团体和其他社区活动的人越来越少，人们宁愿自己在家看彩色电视。小城镇的年轻人也开始去大城市寻找更光明的前景。阶级差异变得更加明显，有钱人可以成为乡村俱乐部会员、开豪华汽车以及去夏威夷等遥远的地方旅行。这些变化在罗塞托也发生了。

让罗塞托之所以为罗塞托的社区主义及平等主义意识逐渐消失。1971年，该镇历史上首次有45岁以下的人死于心脏病。研究人员继续观察和收集数据。一项为期30年的随访研究显示，罗塞托的心脏病发病率逐渐上升，发展至与邻近的班戈镇相当。长期的研究结果证实了最初的"罗塞托效应"是一个很好的例子，说明了积极的社会关系对健康的重要性。

如果说社会关系可以解释"罗塞托效应"及其消失，那么它们是否也是影响健康的隐藏因素，可以解释冲绳人的长寿呢？让我们回到日本百岁老人的话题。尽管许多研究人员关注的是冲绳人的饮食，但要想找出长寿的秘诀，可能需要把关注点从"盘子"里转移出来。

虽然饮食对健康有影响，但我吃我的地中海饮食外卖餐时却也相当孤独。当我排队买午餐时，几乎听不到笑声也没有社区参与感；我不和柜台后面的人分享我一天的故事，因为他在准备食物，如果我这样做了，店员可能会觉得我很奇怪。当我在电脑前吃东西时，我并没有一种深度放松或幸福的感觉，因为我是独自吃饭的。

相比之下，在日本、意大利、希腊和法国等地，吃饭是一种有高参与度的社交场合。食物的准备工作是社会性的，而且往往是多代人共同参与的。吃饭是一天中的重要活动。孩子们与家人和客人并排坐在一起。吃饭不仅仅是一个人在吃什么，而是和谁一起吃。

在托斯卡纳的阳光下，与朋友和家人一起享用美食。

在冲绳，共享并不局限于用餐时。冲绳人经常聚在一起。他们作为一个团体庆祝生日和周年纪念日。他们为了共同的目的参加聚会。他们笑得很开心。冲绳的百岁老人是流行乐队的成员，练习空手道，与曾孙共进晚餐，庆祝"ikigai"①或他们对美好生活的感觉。冲绳人与现实社会有联系，而不仅仅是通过社交网络。

简言之，冲绳人会互相照顾。例如，在一个岛屿项目中，老年人每天照顾更老的人（最老的）几个小时。对于照顾者和被照顾者来说，这都是一种引人入胜的社会体验，这与大多数美国老年人独自在疗养院的经历形成了鲜明对比。在冲绳和其他寿命特别长的地方，公共卫生研究表明，决定一切的因素并不是饮食，而是在什么样的社区进行饮食活动。

小时候，我和妈妈一起读了弗朗西斯·霍奇森·伯内特的《秘密花园》。我喜欢书里的孩子们的秘密生活和玛丽的聪明才智。虽然它仍然是我最喜欢的儿童小说之一，但我现在通过不同的视角来理解这个故事。玛丽的父母去世后，10岁的玛丽被送去和她从未见过的叔叔一起住在英国一个辽阔而孤独的庄园里。晚上，她听到神秘的尖叫声，她最终发现这是她生病的表哥科林发出的。为了他的安全起见，科林被关在家里的一间无菌室里，在那里他像枯萎的花一样，虚弱得无法行走。他的父亲不忍心看着他的儿子受苦受难，

① 日语"生き甲斐"，即活着的意义，即" 即使眼下过得不怎么样，也能让你始终怀有希望 "的东西。

便远走他乡。玛丽不是一个守规矩的人，她安排了一次越狱，向科林展示了一个秘密花园。是她发现了这个花园，并与另一个男孩一起在庄园里照料花草。在新鲜空气、笑声和朋友的簇拥下，科林反复造访花园，恢复了体力，玛丽自己也是。这个故事完美地说明了社会关系对健康的重要性，以及社会孤立是如何成为令人惊讶的"恶棍"。

社会关系是健康的一个重要隐性因素，然而我们更关注我们的饮食和装备，而不是我们的社区。尽管我们的科技已经很发达，但在美国，社会孤立是一种流行病。在美国，拥有长期孤独感的人口估计占总人口的20%到40%。研究表明这种情况正在加剧。在1985年至2004年期间，说自己的密友数量为"零"的成年人增加了2倍，达到人口的四分之一。80%的孩子说他们有时感到孤独，大约10%的人说他们没有朋友。对于男孩来说，孤立似乎是一个特别的问题，他们报告没有朋友的可能性几乎是女孩的两倍。在60岁及以上的人中，43%的人表示自己感到孤独。2015年，英国研究人员发现，每四个75岁及以上的人中就有一个在几天内没有见到任何人或与任何人交谈，而大约40%的老年人的主要"伴侣"是电视。

社会关系是由数量和质量共同定义的。这有助于解释"猫王"在拥挤的房间里感到孤独。孤独有两个组成部分。其中一个是客观的，即住在你家里的人的数量，你和家人朋友之间的距离，以及你与人交往和聚会的频率。另一个是主观的，比如你有被忽视或孤立的感觉。托尔斯泰在《安娜·卡列尼娜》的开头写道："幸福的家庭都相似，但不幸的家庭各有各的不幸。" 孤独也一样，即使你和别人睡在一起也可能感到孤独。婚姻是一种保护，但仅对婚姻幸福的人来说是如此。我在心理健康方面的工作表明，当你在面对金钱或名声时，每个人有时都会感到孤独。

寂寞就像恐怖电影里潜伏在地下室的杀手。在短时间内，一次最多持续几天，它会激励我们与他人重新建立联系。当孤独感持续时间延长时，它比肥胖、缺乏体力、高血压和胆固醇等公认的危害更危险。在一项荟萃分析中，研究者对近400万人的健康状况进行了调查，肥胖使早逝的风险增加了30%，而孤独感则能使其增加50%。我们谈论的是肥胖的流行，但是隐藏的孤独流行呢？长期感到孤独会使心脏病和中风的概率增加30%。孤独相当于每天抽一包烟或大量饮酒。

这种社会孤立会发展成一种自我实现的预言，被称为"孤独循环"。罗里就陷入了这个循环中。他是一个安静的26岁男人，说话时带着柔和的得克萨斯州口音。他一直是一个内向的人，但他离开了他的小镇，去纽约抓住一个他不能错过的机会。在纽约新生活的几个月里，他仍然觉得自己像一条离开水的鱼。到达后不久，他和新科技公司的同事在市中心一家时髦的餐厅共进晚餐。刚吃完色拉，罗里突然喘不过气来，心怦怦直跳。在那一刻，他感到害怕，他感觉自己要死了。他突然站起来，把一只装满酒的玻璃杯摔在地板上。他解释说："整个餐厅的人都停下来盯着我。" 他害怕自己心脏病发作，就去了急诊室。几个小时后，他发现他的心脏很好。

"你只是恐慌症发作。"医生说。

但在那之后，由于他感到很尴尬，所以拒绝了下班后与同事的娱乐活动。最后他们不再问他去不去了。由于认识的人很少，所以他一下班就独自坐在沙发上看他最喜欢的电视连续剧，这是最容易的事了。他参与得越少，被邀请的次数就越少，他对自己的感觉也就越差。他到了纽约以后就没有出去和别人约会过。他在家乡的家人不知道情况有多糟糕。他不想让他们担心。

罗里深陷其中。回避他人会降低自尊，产生悲观情绪，使孤独循环永久化。一个感到被拒绝或被孤立的人会表现出有压力、恐惧和高度警惕，就像身处危险中的人一样。这是一种真正的生理反应。毕竟，神经影像学研究表明，大脑对社会排斥和身体疼痛的处理是相似的。感觉自己背后被捅了一刀对大脑造成的影响比你想象的更接近实际被捅了一刀。对意外分手后的人进行的大脑研究表明，拒绝会对身体造成伤害。作为生物，我们本能地避免疼痛。就像我们第一章的病人黛西一样，她感觉不舒服，但在所有的诊断测试中都表现得很好，因为孤独会给身体带来隐性的伤害。

一项又一项的研究表明，社会关系会对我们的健康产生影响。我在医学院学到的是，接触传染病的机会增加了患传染病的风险。这听起来很合乎逻辑。人们会认为你接触的人越多，接触细菌的风险就越大，生病的概率也就越高。这种对疾病的理解是20世纪之交世界各国进行一项计划的基础。在这些国家，官员们强行将儿童从家中带走，并将他们安置在机构中，以避免孩子有接触到结核病病毒的潜在风险。但我们现在知道，事情并不是那么简单。与拥抱能增强我们对普通感冒的抵抗力类似，有证据表明，社交圈越广，越能免受病毒感染。我们很难让社会支持的数据与疾病的病菌理论相一致。它不符合目前的生物医学模型。但这并不是最热门的研究。这些研究可以追溯到几十年前。

在20世纪40年代，奥地利孤儿院的死亡率很高，有大约三分之一的儿童会死亡。失去这么多孩子吓坏了雷内·斯皮茨博士。当时，医生们将高死亡率归咎于传染病，因此孩子们被隔离在彼此远离的婴儿床里。然而，斯皮茨博士注意到，在儿科病房里，在保温箱中的孩子的情况比那些父母负担不起这种最先进的护理而由护士照顾的孩子更糟糕。这是尼瑞姆博士在20世纪70年代进行兔子研究之前的几十年，但斯皮茨博士有一种预感，是那些护士的爱保护了病房里孩子的健康。毕竟，人类是天生的社会性生物。斯皮茨博士担心，那些试图营造无菌环境的孤儿院，会因为情感剥夺而伤害儿童。

为了研究他的理论是否正确，斯皮茨博士在两组孩子出生后的第一年里对他们进行了跟踪调查。第一组孩子是生活在孤儿院无菌条件下的婴儿。第二组婴儿住在母亲附近的监狱托儿所里。医生们认为，监狱里的孩子死于过度拥挤和疾病的风险很高。但恰恰相反。被隔离在孤儿院中长大的儿童表现出更多的发育问题，如行走和说话迟缓，感染疾病的人数也要多得多。在研究期间，孤儿院每10个儿童中就有3至4个死亡，而监狱里的儿童则没有一个死亡。爱和关系取得了胜利，就像往常一样悄悄地在起作用，但人们把孩子隔离的实践并没有改变。

2007年，罗马尼亚布加勒斯特的孤儿仍在相对孤立的环境中长大。研究人员的实验结果再次对现状提出质疑，这一次的实验发表在了《科学》杂志上。他们在四年半的时间里观察了两组被遗弃的孩子。其中一组儿童在孤儿院等机构中长大，第二组在找到领养家庭之前在孤儿院里生活（约46%的寄养家庭是单身母亲）。2007年，这些机构仍然是罗马尼亚护理界的黄金标准，政府认为孩子去领养家庭没有好处。研究人员只对健康儿童进行了研究，因此批评者不能说被收容的儿童一开始就是一个身体更虚弱的群体。研究人员发现，斯皮茨博士最初的发现在60年后依然成立：那些被安置在领养家庭中的孩子与另一组孩子相比有显著的健康优势，从成长速度、注意力到认知能力和行为能力都是如此。孩子越早从机构被转到领养家庭，健康状况就越好。根据这两项研究的结论，希望我们能理解让儿童与父母分离和被集中在收容机构是不人道的。

新西兰的一项前瞻性研究提供了一些证据，证明从童年开始，孤独是如何侵蚀健康的。一群对社会孤立的影响感兴趣的研究人员从出生起就跟踪研究了一千多个孩子。最初，研究人员向孩子的老师们提问了有关学生社会功能的标准化问题。然后，当孩子们十几岁的时候，研究人员会直接问他们，和朋友在一起时，他们是否感到孤独，或者是否有其他人关心他们的健康状况。研究人员控制了其他变量，如家庭收入、低智商和超重。26年后，这项研究发表在

《美国医学会杂志》上，研究结果表明，社会孤立的儿童健康状况更差。年轻时，他们患心血管疾病的风险增加了37%，包括超重、血压升高和其他代谢问题。这里存在一个明显的量效关系（往往被认为是因果关系的有力证据），这意味着孩子越孤立，对健康的负面影响就越大。在一项对社交孤立儿童的后续研究中，当该群体年满32岁时，那些经历过童年孤立的儿童在成年后患上与年龄相关疾病的风险增加了87%，包括严重抑郁症、炎症、肥胖、高血压、高胆固醇和代谢紊乱的疾病的发病率都会更高。这一结果让流行病学家大跌眼镜。

数据似乎非常清晰地告诉我们，现在是时候像重视锻炼、饮食和睡眠一样重视社交了。这些证据表明社区的社会支持对健康是必要的。笑容、温暖、尊重、信任、关心和支持对身体健康有益。牛津大学进化心理学教授罗宾·邓巴博士的研究表明，拥有三个、四个或五个亲密的朋友最有利于健康。然而，即使只有一个人支持你也会有所帮助。

像罗塞托或冲绳这样紧密联系的社区为居民提供了一个安全网。我们的社会关系缓冲了我们的身心。如果有朋友或家人站在你这边，目前糟糕的状况在以后谈论起来就会是一个勾起回忆的好故事。支持型的关系可以让你避开不文明的同事、糟糕的约会、在地铁上爬行的人，以及各种霸凌者。在可怕的事情发生后，我们很容易在晚上辗转反侧。更好的社会支持可以改善睡眠质量，从而改善认知功能和情绪。良好的人际关系可以降低血压、缓解炎症、抑制肾上腺素和皮质醇激素。支持性关系还会增加催产素（"爱情激素"）和内源性阿片肽①，以减轻疼痛。总之，知道别人支持你可以抵消压力对身体的影响。在冲绳，强大的友谊和社区可能缓解了第二次世界大战带来的破坏和恐惧。

1988年，《科学》杂志上发表了一项名为"社会关系与健康"的荟萃分析，这篇文章被其他研究人员引用了6500多次，这是研究人员第一次总结出大量数据，表明社会关系更好的人寿命更长。自这篇文章发表的30多年以来，还有无数其他研究支持这一结论。2010年，研究人员朱丽安·霍尔特·伦斯塔德和同事回顾了148项研究，参与者总数为308849人，发现活跃的社交圈使人的存活率提高了50%。年龄、性别，甚至其他医疗问题都不是影响因素，他们控制了这些变量。归根结底是因为我们与他人建立了积极的联系。

在更复杂的社会融合指标（如婚姻状况、朋友数量和与朋友的关系）上得分越高的人的存活率越高。如果这些东西能被放进药片里，我每天都会吃这个药。但事实证明我没必要这么做。我只需要和朋友一起出去吃一顿早午餐。

参加志愿服务，拜访波莉阿姨，参加读书俱乐部，每一点积极的社会联系都会对你有所帮助。与朋友一起开怀大笑与改善心脏健康、血液循环和减少疼痛感知有关。社交达人连得感冒的次数都较少。与朋友联系紧密的女性心脏更健康，免疫系统更强，焦虑和抑

---

① 已知的内源性阿片肽大致分为：脑啡肽、内啡肽及强啡肽和新啡肽。内源性阿片肽具有止痛的效果。

郁更少。与社交网络较小的大学生相比，社交网络较大的大学生对流感疫苗的反应更强烈，从而提高了疫苗的有效性。研究表明，即使志愿者每月只花一个小时为行动不便的居家人士送饭，不仅提高了所有相关人员的幸福感，而且增加了志愿者的存活率。

如果你做过志愿者，你的朋友则也有可能去做志愿者。事实证明，好习惯可以像传染病一样从一个人传给另一个人。尼古拉斯·克里斯塔基斯博士和詹姆斯·福勒博士使用弗雷明翰心脏研究数据库中的大量数据证明了这一点，该数据库自1948年以来跟踪了马萨诸塞州弗雷明翰的五千多人生活的许多方面。克里斯塔基斯和福勒的"朋友之友"研究显示，快乐、利他主义、孤独、吸烟和肥胖等社会因素可以通过社会关系传播。换言之，朋友的腰围也可以预测我的腰围。这一证据表明，发生在与我有间接关系的人身上的事情也会在不知不觉中影响我的精神和身体，而我的行为也会影响到那个人。

"社会传染理论"违背了生物医学对疾病的理解。但它是如何运作的呢？潜在的机制包括"我会得到她所拥有的"效应（直接影响）与"物以类聚"现象（同质性）。社会传染的直接影响理论是，我们有意识地基于社会关系改变我们的健康行为，即使是脆弱的社会关系。例如，在一家咖啡店排队的时候，我还选购了一杯绿色的蔬菜汁。我身后的女人说"我本来想喝杯拿铁，但你激励了我"，于是也拿了一杯蔬菜汁。在一个不太健康的饮食例子中，如果你出去吃午饭，你的朋友点了一个芝士汉堡，你可能也会想点这个，即使你原本打算吃沙拉。同样，当你的朋友在健身房等着和你一起锻炼时，你更有可能去健身房锻炼。随着时间的推移，我们同伴的积极（和消极）健康行为会促使我们采取保护性（或有害）行为，并伴有相关的表观遗传、心血管、免疫和内分泌变化。这就是所谓的直接影响。

或者，也可能是我们无意识地找到了与我们相似的朋友，也就是"物以类聚"。也许那些经常锻炼或吃素的人从一开始就是朋友，或者会在同一家咖啡馆里闲逛。当研究者检查亲密朋友的DNA（遗传基因）时，奇怪的相似性出现了：人们似乎会和具有相似基因的人交朋友。为了检验DNA（遗传基因）的相似性，克里斯塔基斯和福勒在弗雷明翰的数据库中观察了近两千名参与者的朋友，其中大多数人都是欧洲人。他们将朋友的基因与陌生人的基因进行了比较。在研究了数百万的基因之后他们发现，好朋友的基因变异与第四表亲的基因变异相当。特别是，这些朋友的嗅觉基因似乎最相似。由于不太可能在早餐、午餐或下班后的饮料上进行DNA分析，因此不清楚某人是如何在不知不觉中将自己的基因传达给潜在的朋友或伴侣的。基因证据表明，朋友们不仅仅是外表或肤色相似。

可以解释朋友间的神秘相似性的理论还包括信息素，或者说微小的空气激素，它将无意识的信息传递给他人。毕竟，动物使用信息素进行交流。这种无形的化学反应可以解释为什么你和某个人而不是其他人一见如故。玛莎·麦克林托克博士及其同事的研究表明，一个人对不同人类气味的偏好可能是基于免疫标志物。我们还不完全清楚社会传染效应究竟是如何发生的，但它的影响在群体层面是显而易见的。当你是一个有着健康习惯的朋友圈的一员时，这种"传染病"是一个优势：每个人都会变得更健康。

社会关系也是个体发病率降低的一个重要预测因素，这意味着我们不仅会活得更长，而且会活得更好。当人们生病时，社会支持可以"降低"疾病的严重程度。就像贝拉一样，尽管她被诊断出患有胰腺癌，但她仍然可以和邻居一起烤牛仔饼干。从临床上讲，这意味着即使在患有癌症、自身免疫性疾病或感染等严重疾病的人中，社会关系良好也会让其症状减轻，日常生活能力变得更好。与之相同的是，参与许多社会活动也可以改善老年人的肺功能。

社会支持也可以预防痴呆症。一项前瞻性研究对老年人（研究开始时的平均年龄约为80岁）进行了长达12年的随访。在研究开始时，没有人患有痴呆症。研究人员发现，参加社区活动、参加体育赛事、与家人或朋友共进晚餐或去参加教堂活动的老年人患痴呆症的风险降低了70%。每一次额外的社交活动或互动似乎都会让老年人的认知水平有显著提升。考虑到这戏剧性的结果，也许健康保险不应该只包括老年人的药物，还应该包括季后赛篮球票的打折券。

作为一个每天都沉浸在日常琐事中的人，我们很容易忘记我们是一个庞大社会网络中的一员。地球上的每一个人都沉浸在影响我们集体健康和信仰的充满活力的社会网络中。一个社交网络的总和远大于部分，但部分可以影响整体。

1988年，在国外旅行多年后，弗朗索瓦·帕斯奎尔回到法国，为朋友们举办了一次晚宴。他觉得如果每个人都"带一盘菜，带一个新朋友来"，这样的聚会对他的住处来说就太大了，所以他请大家在一个公共场所见面，在星空下野餐。他还要求每个人都穿白色衣服，这样他们就可以在夜色中找到对方。三十年过去了，有一万名"朋友的朋友"参加过这个活动。每个人都带上了自己的桌子、盘子、食物、装饰品、香槟和垃圾袋。为了增加趣味性，在开始前的几个小时，野餐地点才会被公开。它为全球其他包容性的"弹出式野餐"的出现提供了灵感。2011年，加勒特·萨瑟和妮可·本杰明·萨瑟在社交网络上发布了一个在旧金山金门公园举行类似晚宴的想法，最后共有3500人到场。他们现在在美国范围内组织类似的晚宴，通常是为了慈善。

另一个将人们聚集在一起的例子涉及一位名叫莉莉·史密斯的年轻女子。莉莉出生时患有阿佩尔综合征，该症会提前使头骨骨骼融合，改变面部形状。这种颅颜畸形综合征通常需要进行多次儿童手术。莉莉勇敢地面对了许多挑战，包括社交孤立。在中学时期，虽然她没有受到欺凌，但莉莉感到自己被忽视了。午餐时间过后，她不确定该做什么，只能退到厕所隔间里给妈妈打电话。通过她对平等和人权的积极行动，她交到了朋友，最终，她的生活和故事将帮助人们庆祝他们的不同之处。

当莉莉在15岁时因与她的病症有关的自然原因在睡梦中去世后，她的朋友们问她的妈妈劳拉·塔卢姆斯有什么可以帮忙的。他们一起组建了一个由学生领导的组织，名为"超越差异"。这引发了另一个倡议，即"不再有人一个人吃饭"。其原则很简单，确保没有人一个人坐在餐厅吃午餐。他们倡导让那些平常不和你一起坐的人以及新同学，加入你的座位。这个促进包容和友善的项目已经扩展到了美国所有州。它证明了同伴影响力可以增加社会福祉。

陪伴也可以来自"那四只毛茸茸的爪子"。研究表明，养爱宠可以降低血压、心脏病和压力。宠物可以改善情绪，让人少去医院，并帮助人们在心律不齐或心脏病发作后更长寿。2017年发表在《自然》杂志上的一项大型研究发现，独居者养狗与心脏病的风险显著降低（单身人士的风险降低11%）以及全因死亡的风险降低（降低33%）相关。几乎每个宠物主人（93%）都说他们的"毛茸茸的朋友"让他们"变得更好"。三分之一的人更喜欢宠物胜过伴侣。也许是因为当你穿着内衣唱歌跑调时，你的宠物会给予你无条件的爱的目光，而你的伴侣却皱起眉头。似乎所有类型的积极社交关系都有助于我们更长寿、更好地生活。

作为一名医生，我从未想到建立积极的社会关系不仅仅是有趣的，而且是健康的一个重要组成部分。在这种简单的行为中，一个人的影响力可能比她意识到的要大。当我们继续探索各个层面时，我们将看到下一个影响圈，即我们培育社交关系和进行社区工作的领域。社交关系对我们的健康产生巨大影响，再加上我们的工作，也对我们的日常生活起着重要作用。

扩展你的工具箱：社交关系

请花一点时间想一想你最喜欢的朋友和你喜欢和他们共度时光的人。你最喜欢哪些方面？你会考虑做更多的什么活动？ 这里有一些建议，你可以从中挑选，找到适合你的方法。

·将用餐变成社交时刻。安排时间在备餐和进餐时与朋友或家人一起共度。即使你的家里并不完全整洁，也邀请朋友或家人过来，他们并不会介意。可以举办一次聚餐活动，或者外卖也是个选择。看看能否无缘由地将晚餐变成一个节日的聚会，即使这意味着在一个随机的周二晚上点一份比萨。

·培养你的友谊。参与朋友生活中的重要事件。发送一个简短的信息或打一个电话给你没有交谈过的人。

·同时，只是让他们知道你在想念他们。如果朋友住在很远的地方，计划一个周末聚会。为住在不同城市的大学朋友创建一个聊天群，组织一次聚会。还可以考虑如何将拥有相似兴趣的朋友联系在一起，以建立他们的社交圈。人越多越热闹。

·如果你比较害羞，或者发现社交场合让你感到焦虑，那么可以邀请人们与你一起参加有明确焦点的活动（例如观看一场戏剧演出、打保龄球、参加公园清洁活动、知识竞赛夜、瑜伽课或读书俱乐部），这样压力就较小，不需要过多担心如何展开对话。预计会有一些人拒绝你的邀请，保持开放的态度。尽管你可能会感到失望，但拒绝会让你知道自己已经尽力并且撒了一张足够大的网。加油！

·将和让你开怀大笑的朋友一起共度时光作为你健康生活的重要组成部分。在其他方面增加幽默时间：阅读有趣的书籍，看电影，去喜剧俱乐部，或者和宠物或孩子一起共度时光。尝试参加即兴表演课程。

·与邻居交谈。目光交汇，打招呼，闲聊一番。做一些意想不到的善举。善良文化是具有传染性的。了解他们的情况，以便在需要时主动提供帮助。考虑举办一次聚餐、咖啡时光、读书俱乐部、棋盘游戏之夜、郁金香种植活动，或者进行书籍、衣物交换等活动。

·跟递给你咖啡的人打个招呼。如果你经常听到她的名字，可以主动询问她今天过得怎么样。每一点积极的联系都有帮助。

·如果你正在进行一项活动，比如锻炼、参加活动、去商店等等，看看是否可以和朋友一起进行。这样就可以额外增加社交时间。即使他们拒绝了，这也是一种很好的联系。

·考虑收养一只宠物。主动提出帮朋友照看狗，或陪伴她一起去狗公园。在收容所做义工，或寄养一只猫、兔子、豚鼠，或者参与训练服务犬。思考一下你的"毛绒朋友"是否适合作为宠物治疗志愿者，为当地社区中心或医院提供服务。

·此外，正如一位聪明的朋友建议的那样，还要有意识地花时间独处，让自己感到舒适。这将帮助你与他人建立联系。

第四章
工作：你所从事的

爱和工作是我们人类的基石。

——西格蒙德·弗洛伊德

当我问候诊所里的新患者西尔维时，我以为她已经接近60岁了。虽然她的头发和妆容整洁，但她曾经量身定制的粗花呢套装现在松松垮垮地挂在她瘦削的身上，握手时她的手明显无力。当西尔维微笑时，我注意到她的牙龈后退了，后面还少了一颗牙齿。我翻开她的病历，不由得再次核对了一下名字。病历上写着西尔维今年48岁。为什么她看起来如此疲惫不堪呢？

那天，西尔维来找我寻求关于她身体问题的意见。她之前已经接受了另一位医生的全面检查，但没有发现任何线索。她的身体存在某种问题，但在她的血液检查或影像报告中找不到答案。我们交谈时，我了解到西尔维一直在曼哈顿的一家知名杂志出版公司工作。她从高中毕业后就开始在邮局工作。尽管薪水不高，她觉得能进入如此光鲜的公司已经很幸运了。多年来，她在不同的职位上逐步晋升，成为一名高级助理。尽管通勤时间很长，她总是早早到公司，经常加班到很晚，每天工作10个小时。在有特殊项目时，她经常连周末也要工作。她的工作成了她的生活，但这并不是一种对她有利的生活方式。

公司的士气很低。过去10年里，公司发生了多次领导层变动，她的大部分朋友都被解雇了。在新面孔的海洋中，人们对她多年的奉献不了解，也不重视。她接连遇到了一些年轻而自负的老板，他们会突然对她进行批评，她感觉自己的每一个举动都被过度控制。她现在的老板艾登曾经大声呼喊着找她，要求知道她在哪里。那时她在洗手间。由于长时间坐在电脑前工作，西尔维的背部感到不适，她担心自己需要服用大量止疼药才能应对一天的工作。她还经常头痛。尽管感觉不舒服，她却不断地为了取悦老板而加重自己的工作负担。她还有很多未使用的假期。西尔维担心工作对她的健康造成了重大损害。

西尔维并不是个例。如今，许多人在工作场所度过漫长而充满压力的一天。在隐藏因素的圆环中，我们已经看到我们的人际关系和社会支持以强大的方式影响着我们的健康。现在，我们将再次关注另一个对我们的寿命和身体健康同样至关重要的因素：我们的工作。

我们的一生中大约有三分之一的时间在工作中度过，这还不包括通勤时间。据估计，至少一半的人对自己的工作感到不满意。

美国心理学会报告称，工作压力，例如感到不堪重负、与同事或上司的关系紧张，是美国个人压力的首要来源，甚至超过了金钱和健康问题。百分之四十的美国人表示他们的工作"非常或极其有压力"。而2016年的数据发现，每两个劳动者中就有一个人感到"精疲力竭"。精疲力竭被认为是导致一半人离职的原因。

西尔维的精疲力竭状态几乎写在她的脸上。当我们在工作中处于压力之下时，他人可能会评论我们看起来"憔悴"。当我在医学院学习、在医院病房工作时，我记得一位关心我的导师评论说我看起来"年迈"（因为他已经70多岁了，所以我没有太在意）。我们也看到，美国的总统在4年任期后看起来像是老了10年。但是，工作压力真的可以解释我在西尔维身上目睹的那种极端的生理变化吗？

内分泌学家汉斯·塞利对这个问题非常着迷。他想知道为什么有些人在没有可诊断疾病的情况下会感到不适甚至看起来不健康。作为一个雄心勃勃的年轻研究者，塞利博士希望通过发现一种新的激素来留下自己的专业印记。他设计了一个实验，在实验室老鼠身上注射不同的毒素，并期望得到不同的激素反应。然而，无论他将老鼠暴露在何种毒素下，他始终能得到相同的生物反应。他对自己的结果感到非常沮丧和灰心丧气，甚至考虑放弃科学研究。

在面对一些不合乎逻辑的事情时，我们通常有两种主要选择：忽略它或者探索它。正如罗伯特·弗罗斯特建议的那样，"最好的出路总是通过"。幸运的是，在实验室里，塞利博士通过对令人困惑的结果进行深入研究，最终获得了一个"有了！"的时刻，这一发现从那时起改变了我们对生物学的理解。他的重要发现就隐藏在我们眼前。

在1936年，塞利博士在《自然》杂志上发表了一篇突破性的论文，介绍了他所称为"一般适应综合征"的健康状况。他的论文描述了人体在各种威胁下的一般生理适应方式。他的这一发现更为人所熟知的名字是"压力"。他确定了一种常见的应激反应。

成功地处理压力是生活的关键组成部分。塞利博士说过："唯一没有压力的人是死人。"所有的生物都必须成功地应对逆境才能生存。压力的来源几乎无关紧要。无论是有一只狮子追赶你、一场战争来临、一场冰雪暴袭击，还是有一个敌对的老板监视你，你的身体都会将其视为生死攸关、"战或逃"的情况。身体会产生一系列激素反应：肾上腺素的迸发和生物链式反应。从短期来看，即时的应激反应有助于保命。然而，长期以来过多未经控制的压力会对身体造成剧烈的损耗，这一过程被称为异源负荷，会对健康造成严重影响。

适应性平衡是身体在持续的动荡中维持稳定的神经激素方式。然而，身体应激反应系统（即下丘脑-垂体-肾上腺轴）的长期激活会造成累积的负担。如果不加以缓解，它可能会缩短寿命。现在我们了解到，应激反应释放的促炎细胞因子会导致人们出现"生病行为"，如想蜷缩在床上、情绪低落和失去动力。短期休息是有益的，但如果压力持续存在，比如在一个不稳定、不安全或长期充满压力的工作环境中，它会导致炎症加剧，增加罹患II型糖尿病、骨质疏松症、心脏病、中风、癌症和精神疾病的风险。尽管长期的压力本身就是导致健康状况不佳的独立风险因素，但增加的压力也会导致人们选择不良的生活方式，如吸烟、饮酒、滥用药物以及从不靠谱的街角熟食店购买带有人造奶酪的玉米片。

　　工作压力并非一夜之间发生的事情。通常它是持久存在的并涉及多个方面的攻击。它可能是由于工作本身长期过于繁重，或是由上司、同事或两者同时造成的压力。就像西尔维的生活一样，它可能还会受到公司财务不稳定以及自身职位受到威胁的影响。结果就像西尔维一样，压力可以在她体内的细胞水平上引发剧烈的生理变化。我所注意到的那种疲惫不堪的外表，使她看上去老了十岁，反映了她体内所发生的变化。如果她不改变工作环境，她可能会无意中缩短自己的生命。在西尔维的案例中，工作这个隐藏的因素可能真的在威胁着她的生命。

　　另一方面，有些从事高压或重复性工作的人似乎能够很好地应对压力。那么这些情况有何不同之处呢？

　　汤米的故事提供了一些线索。汤米在纽约市的环卫服务部门度过了他的职业生涯。尽管垃圾清运工作似乎是一份辛苦且肮脏的工作，但汤米热爱他的工作。他告诉我："我一直喜欢在户外工作，而不是被关在某个办公室里。"而且他对驾驶大卡车感到很兴奋。现在他已经六十多岁，头发斑白的他显露出孩子般的喜悦，他说："清晨下雪后，在路上行走是无与伦比的体验。"他为自己多年来保持城市的整洁感到自豪。"有些人说纽约很脏。但我们每天都努力工作，让它美丽起来。"似乎一些最幸福和适应能力最好的人并不一定拥有很多物质财富或顶级办公室，但他们对自己的工作感到骄傲。

就像汤米一样，还有无数其他人也这么觉得。吉列尔莫不仅让医院的地板和病房焕发光彩，也给他遇到的每个人带来了快乐。当他不在的时候，这个地方显得阴暗。朱莉在一家当地杂货店的收银台工作。她喜欢与同事和顾客交谈，在脑海中迅速计算出准确的找零金额，而且她会在一天结束时对工作的圆满完成感到满足。德鲁一直与动物有情感上的联系。在经济衰退期间，他被银行裁员后，他开始遛邻居的狗。他发现自己对照顾动物的工作比对银行的工作更期待。而且，他从未有过如此好的身材，通常每天步行超过一万五千步。杰基是一名家庭保健助理，她为自己完美掌握给客户洗澡的艺术感到自豪。这是一个出人意料的棘手技能，因为有些人无法自理。教育局多次向派蒂提供校长的工作机会，但她每次都礼貌地拒绝了。她认为和一年级学生一起待在教室里为大家带来了更多有形的回报。虽然钱包里有现金很好，但一个人也可以因为工作的满足感而富有。

工作中的尊严至关重要。我们可能会花很多时间思考如何找到最好的、最完美的工作，拯救世界并赚取巨额财富。但在这种白日梦中，我们经常忽视的是工作中的简单快乐。而西尔维和汤米之间的区别在于日常的尊严、自主权和尊重是重要的。尤其是对于我们的健康而言。

我们知道这一点，部分原因是从20世纪60年代开始了一系列具有里程碑意义的纵向研究，这些研究观察了伦敦白厅地区的公务员在健康方面的表现。类似于兔子研究，这项研究最初的设计完全出于另一个目的：仅仅是研究心脏和肺部疾病的生理风险因素。最令人着迷的是这些研究的一个偶然发现。

研究人员选择研究公务员，是因为他们是一个庞大的人群，在多年间都坚守着自己的工作。这样他们更容易被找到进行后续跟踪调查。另外，所有参与者都通过国家医疗计划获得医疗保健，这控制了医疗保健的获取。此外，所有人的薪水范围相对较窄，这有助于控制收入对健康的影响。

第一次白厅研究于1967年开始，追踪了17530名男性公务员10年。研究测量了潜在的心血管疾病风险因素，如高血压、胆固醇、体重和吸烟情况。作为"日常管理"的一部分，研究人员还记录了这些男性在层级机构中的职位等级。研究进行到七年半时，出现了一个明显且完全出乎意料的发现。预测死于心脏疾病的最强因素不是胆固醇或血压，而是男性的职位等级。无论是坐在角落办公室的老板，还是扫地的工人，都存在明显的健康梯度。（健康梯度是使流行病学家惊讶得从椅子上掉下来的另一个因果线索。）

迈克尔·马尔莫特爵士是这项研究的一位研究人员，最初他对结果感到困惑。在20世纪70年代，有一种假设认为那些在工作中负责任的人承受着最大的压力，因此心脏病发作的风险最高。但数据显示完全相反。并不是坐在角落办公室的老板会猝死。相反，低职位的人死于心脏疾病的风险是最高职位的人的3到6倍。而在职位等级中，等级越高，冠心病的发生率就越低。换句话说，高级管理人员比专业人士（如医生和律师）患心脏病的风险更低，专业人士比文职工作人员风险更低，文职工作人员比维护人员等低级支持人员风险更低。一个人在组织中的地位越高，心脏健康的机会就越大。

　　与其他研究一致，处于最低职位的人体重超重的可能性更大，吸烟率更高，血压更高。他们的身高也较矮，这可能暗示着童年时期的营养差异。虽然这些已知的死亡风险因素可能导致早逝，但在研究人员控制了所有这些差异之后，职位等级的发现仍然存在。在职位等级较低的人中，死亡风险更高，无论是因为心脏疾病还是其他任何原因。

　　为了确认结果并扩展研究发现，研究人员于1985年开始对新的一组公务员（10314名）进行了重复研究。这次，他们的样本还包括了女性。《白厅研究II》于1991年在《柳叶刀》杂志上发表，确认了《白厅研究I》中发现的地位和健康之间的社会梯度。此外，这次研究人员还询问了参与者关于工作经验的详细问题。研究人员询问受试者他们对自己的一天有多大的掌控感，同事是否公平对待他们，他们是否受到重视以及他们是否对工作感到满意。研究人员还询问受试者他们对自己的健康感觉如何。《白厅研究II》的一个特别有趣的发现是那些地位较低的人既有更多的症状，也对自己的健康感到更为悲观。

尽管白厅研究最初是为了寻找心脏病的生物学风险因素，但他们发现了心理和身体之间的意外联系。研究人员发现，当人们感到在工作中得到主管的社会支持、能够在一天中做出自己的决策、因工作的努力而得到回报和认可，并且对工作感到投入时，他们的心理和身体健康都会受益。此外，那些在积极的工作环境中感到得到社会支持的人请病假较少，这会让公司的医疗费用减少50%。

大多数人会说拥有一位好医生对健康很重要，但这些数据表明拥有一位好经理对于避免疾病同样至关重要。支持和重视员工的经理，信任他们并重视他们的自主权，提倡工作的尊严，有助于个人的发展和组织的繁荣。当你不感到威胁或受到审查时，你将拥有更多可用的工作记忆来解决问题和创造性地工作。事实上，《哈佛商业评论》的一项研究涵盖了19000名受访者，发现那些在工作中感到受到尊重的人更加投入（增加了55%）。此外，一项经济学研究分析了数年来来自盖洛普日常调查的数百万份回答，发现那些觉得自己的上司是"合作伙伴"而不是"老板"的员工更加幸福。对于那些拥有合作伙伴型上司的人来说，幸福感相当于家庭收入翻倍。如果你是一名经理，要知道你在员工的健康中扮演着重要角色。他们的幸福和福祉将有助于推动你的成功。

如果你在工作中感到压力过大，没有一个很好的上司，或者面临低薪、高身心要求等其他限制，那么除了辞职之外，有哪些方法可以让你感到更加有掌控感，更有韧性，以及更有尊严呢？

首先，要找到你的"心流"状态。从我十几岁起，我做过很多工作，从在折扣店折叠衬衫的工作到在加利福尼亚州农场记录工人使用杀虫剂情况的工作。其中我最开心的一份工作是在加利福尼亚州塔霍湖的一家咖啡店当咖啡师。虽然那个夏天我赚的钱只够维持生计，但我觉得这份工作非常令人满足。我喜欢与顾客交流，并沉浸在追求完美卡布奇诺的艺术中。在浓缩咖啡机的节奏中，我忘记了时间：手柄的敲打声、牛奶泡沫的嗖嗖声和倾斜倾倒的过程。这种在工作中集中注意力的状态是积极心理学家米哈里·契克森米哈赖所称的"心流"状态。这种对任务的全神贯注的玩味心态与减少压力、增加幸福感、促进健康和长寿相关。找到"心流"可以为你所做的任何任务带来快乐和积极体验。

"心流"的喜悦可能与哈佛大学前教授和灵性导师拉姆·达斯在20世纪70年代提出的"活在当下"相关。与此同时，研究表明，我们在进行身体活动时，心智上几乎有一半的时间不在当下。我们的思维喜欢回顾过去，憧憬未来，思考晚餐吃什么，然而研究表明，当我们活在当下时，我们最幸福。研究还表明，相比工资，心智不再漫游对一个人的幸福更具预测性。即使当下的活动不愉快，比如与他人交往，人们也报告称，当专注于手头的任务而不让思绪飘散时，他们会感到更加幸福。通过智能手机应用程序多次询问人们一天中的心情的研究表明，心智漫游先于不快乐，而不是反过来。

除了找到"心流"状态，有能力摆脱困境、面对挑战或休息一下，也有助于减少患病的风险。例如，一项大型研究发现，那些在工作中进行恢复性休息（如短暂散步）的人报告称，他们的工作投入度提高了50％，感觉健康的人数是那些没有被鼓励进行此类休息的人的2倍。在一项关于希腊2.3万名成年人的研究中，研究者发现经常午睡的人患心脏病的死亡风险要低37％。对于职场男性来说，午间小睡可以减少64％的心脏病死亡风险。也许这就是为什么在西班牙，午间正式休息被文化所认可，这是西班牙被预测在2040年超过日本成为世界上寿命最长的国家的部分原因。

就像你不会"跳过"心脏药物一样，短暂的午间小睡对心脏的保护作用表明你也不应该为了工作而跳过午睡。虽然这并不意味着整天都躺在床上，但这可能是公司应该考虑在办公室设置午睡舱的一个好理由。我想起一个50多岁的从事金融工作的朋友，他在一个充满压力的周一早上因心脏病发作突然去世。证据显示，更多的人在周一心脏病发作和中风，可能是因为突然返回工作。如果有一个定期进行15分钟小睡的工作文化，他会不会得救呢？我希望他曾有机会选择。有时候，无论是午睡、散步、与同事喝咖啡还是度假，都可以改变我们的积极心态。

工作既有趣又有压力的一部分原因是我们与同事之间的关系。在工作中建立社区可以大大促进人们对个人的支持感。同事之间在周一早上互相询问周末情况，或者在工作周内创造时间和空间来互相交流、聚会或做一些与工作无关的事情，这些同事更有可能关系密切并受到彼此的重视。

工作场所越来越重视休息和社区的重要性。午餐后进行20分钟的引导冥想和30分钟的步行小组（请参考美国心脏协会的工作场所步行指南）正在兴起。参与有趣的活动可以提高团队的创造力和包容性，只要每个人都尊重家庭和外部承诺。

无论我们在工作中做什么来促进社区建设，可能仍然会有一些团队成员让你不愿意和他们多待一分钟。学会处理人际冲突是工作的一部分。我们都经历过与刻薄的同事或职场霸凌者相处的不适。我仍然记得自己站在那里无助地看着一位资深男医生公开责骂一名护士（因为一些小事）直到她哭泣的场景。无论你是目睹这种情况还是自己受到责骂，自我关怀对于保护你的福祉、帮助管理你的反应和提升你的自信心都至关重要。

为了增加共情能力，要认识到他的恶劣行为通常源自自我的创伤。正如谚语所说，"受伤的人会伤害他人"。试着设身处地地理解他感到失控的感受。他可能甚至不知道他正在给他人造成伤害。如果可能，在情绪冷静时，尝试以人的角度去了解他。他是否有宠物或孩子？他喜欢什么？他在哪里长大？当你了解一个人后，更难讨厌他。此外，人与人之间的联系将帮助你与他一起解决问题，并减少不利行为。如果霸凌是骚扰的话，请与人力资源部门进行沟通。你可能不是唯一受到伤害的人，你的声音可能会鼓励其他人站出来。

如果你对同事还算满意，但对工作并不热爱，那么接下来该怎么办呢？其中一件事是进行个人需求评估。你可以在几周内记录下你在工作中觉得有趣或有意义的事情。找到自己的模式和处于"心流"状态的时期。这就是斯坦福大学生活设计实验室的比尔·伯内特和戴夫·埃文斯所说的"美好时光日记"。这个想法是一旦你看到你喜欢什么，你如何更多地将时间集中在你喜欢的事情上，减少不太令人愉快的部分？你能否计划并试验一些变化，然后进一步调整你的计划？这种持续改进的方法有时被称为"计划-实施-研究-行动"（PDSA）或德明周期。

考虑与主管或专业教练合作，帮助重新设计你的日常关注点，并朝着你想要的方向发展你的职业。如果你是一个经理，可以指导你的下属，或者与能够提供帮助的人合作。考虑与其他领域的人组建一个职业支持小组，以便从他们那里获得对自己的认识。或者与你的同事建立一个同行指导小组，这是一种渐进式企业用来吸引人才和改善业务的模式。通常涉及来自不同部门、在同一级别的四到八个人。活动可能包括讨论相关文章、进行培训（如冲突解决、时间管理或谈判技巧）、与领导和嘉宾演讲者会面、谈论组织文化、审查晋升策略和进行个人目标设定。这是一个进行人际网络建设和改善工作支持的有趣方式。

有时候，压力重重的情况需要我们认识到我们比自己意识到的更加坚强和有能力。就像西尔维一样，我发现自己陷在一个不太理想的工作环境中，无法改变我的老板或工作环境。

作为一名医学实习生，我在候诊室里找到了一本名为《管理工作压力》的病人手册。红色的小册子封面上画着一个愤怒的男人，从他的脑袋上冒出蒸汽和汗水。我看到了自己。

虽然我对医学领域充满热情，但24小时不确定的值班、不断中断的睡眠、病人的死亡和几乎没有休息时间对我造成了压力。我经常去一个人手不足的市立医院，那里的呼叫器在整个夜晚响个不停，有时我根本无法回复所有的呼叫。我总是害怕自己漏掉了什么。这些呼叫的范围从一个被忽略的软化大便的医嘱到阿克塔尔先生有胸痛。如果情况真的很糟糕，他们还会通过广播呼叫我。我总是需要同时在三个地方。那一年，我的血压上升得足够高，以至于我的医生建议我开始服用降压药物。

我把手册塞进白大褂口袋里，打算私下阅读。唯一的问题是，即使看着它，我也会感到自己的血压上升。在理智上知道压力对健康不利并不能阻止压力的产生。问题在于，无论我们多么努力避免，压力都融入了我们日常生活的脉络中。如果常规策略都无法应对压力，有时候需要进行更大的变革。

当我开始从事学术医学工作时，一位深受尊敬的导师带我去喝咖啡，并与我进行了保密的谈话。当时我并不知道，她为了职业发展付出了巨大的个人代价，对自己的健康造成了损害。离别时，她告诉我："努力工作，但记住，机构不会回报你的爱。"我理解她的话是说，不要为了单纯的职业发展而牺牲其他重要的事物。正如喜剧演员艾米·波勒所说："把你的职业当成一个糟糕的男朋友。"换句话说，投资你的激情是好的，但工作总是来了又走。这也是一个提醒，你并不与工作结婚：你可以选择离开。

那么，我们如何知道何时该离开某份工作？红灯警示包括持续感觉到缺乏支持、被低估、受到威胁，或是我们的尊严受到侵蚀。就像在一段关系中一样，在哪个程度上划定底线会因个人情况而有所不同。但请认真对待你的心理健康和你每天所感受到的尊严。有些工作可能会变得非常虐待人，精神和身体上的代价远远超过了好处。如果你无法使其运转良好，要意识到离开也是一种自尊的体现。我们可以采取一些措施来充分利用不太理想的情况，但有时候为了自己的利益，你必须制定计划，收拾行李，给姐妹打电话，然后继续前行。

在做出重大职业选择之前，我想提出一个重要的看法。这个看法和不为了金钱而结婚有些类似。我们中的许多人将更好的工作与更高的薪水以及将更高的薪水与更多幸福联系在一起。但我们从真人秀节目中所了解到的与研究相符：金钱和幸福之间的关系很复杂。20世纪80年代的一项研究发现，获得5000美元仅能将幸福感提升2％。与此同时，交一个让你快乐的朋友相当于给你20000美元。友谊确实比黄金更珍贵。也许一个可以更灵活地花时间与亲人在一起的工作是比股票期权更好的奖励。

金钱对福祉有帮助，但仅限于一定程度。口袋里有一些钱确实有助于改善健康。在美国，收入最低的家庭（年收入低于22500美元）的健康问题发生率是年收入超过47700美元的家庭的三倍。

此外，收入最低的三分之一的人相比于收入最高的三分之一的人，前者会"跳过"五分之一的医疗护理需求，而后者只会"跳过"二十五分之一。正如查尔斯·狄更斯的作品所描绘的，贫困加剧了不幸。

但是，正如我们将在第十章中讨论的那样，幸福感也不会随着收入的增加而持续上升。2018年发表在《自然》杂志上的一项研究调查了全球164个国家的1.7亿人口，发现收入在60000至75000美元之上并没有对幸福感产生太大的影响。这与普林斯顿大学经济学家丹尼尔·卡尼曼和安格斯·迪顿在2010年进行的其他研究结果一致。他们还发现，收入在约75000美元之后，幸福感（定义为"人生中愉快或不愉快的经历中的喜悦、压力、悲伤、愤怒和情感强度的频率"）趋于平稳。基本需求得到满足后，更多的金钱可能带来一些额外的生活满足感，但并不会带来更多日常的幸福感。

实际上，我们以更多金钱作为回报的赛跑可能无意中给我们大多数人带来更多的痛苦。英国的流行病学家理查德·威尔金森研究了社会不平等和广泛的收入差距如何破坏社会凝聚力、人口红利和健康。他利用世界银行和联合国的数据，证明了一个国家最富有和最贫穷人群之间的广泛收入差距与各种标准指标（如预期寿命、婴儿死亡率、凶杀案、监禁、青少年分娩、肥胖、精神疾病和物质使用）的恶劣健康结果强烈相关。即使是一个国家的富人，在存在广泛的国家收入差距时，情况也比预期更糟糕。正如你可能还记得的，美国在世界上最富裕的32个国家中，在财富与健康差距方面排名最差。有理由相信，这种情况只会恶化，因为世界上百分之一的人口拥有的财富比其余百分之九十九的人加起来还要多。

我们中的许多人在生活中常常感觉，只有在实现某个目标或赚到一定金额的钱后才会感到幸福，但一旦目标实现或钱款进入银行，却发现幸福并未随之而来。尽管金钱买不到爱并不是一个新观念，但有时候需要经历个人悲剧才能真正理解这个信息。尽管谷歌X公司的首席业务官莫·高德特拥有两辆劳斯莱斯轿车，但他仍感到深深的不满和痛苦。在他23岁的儿子阿里因例行手术中的医疗错误而突然去世后，他的人生方程式一夜之间发生了改变。

自阿里去世以来，高德特投身于他所称为"人类的月球计划"，旨在减少贪婪、自我和炫耀。他的目标是让10亿人承诺将幸福（而非物质财富）作为他们的首要任务。他相信，如果我们每个人都重新关注人类的繁荣，并与至少两个人谈论我们的行动，我们可以建立一个更友善的国家和世界，对我们的工作场所产生直接影响。与普遍观念相反，研究表明，幸福带来成功，而不是相反。例如，对250项研究的一项综述发现，积极情绪——幸福的标志——在收入、工作表现和健康等领域的成功之前出现。

工作对我们的健康产生的影响远远超出了我们所赚的薪水和获得医疗保健的范围。证据显示，我们需要重新定义工作成功，将其从工资和福利转变为尊严和积极参与。正如我们从西尔维的例子中看到的，我们在职场内外对彼此的尊重对我们的健康具有重要影响。情绪幸福感，包括快乐，比更多的金钱或威望更有价值。无论是什么工作，在最好的状态下工作，都可以给我们的生活注入一种满足感，有助于我们的健康。正如我们将在下一章中讨论的那样，有时候我们可以学会让我们所做的事与我们的内在特质和更大的目标保持一致。

扩展你的工具箱：工作

考虑到我们在工作上花费的时间以及工作对我们健康的影响，思考如何使工作更加愉快对我们来说是有益的。以下是一些在自我发现过程中可以考虑的想法：

·在工作之外发展自己的兴趣爱好。与朋友、家人、宠物、体育联盟、支持团体一起从事爱好活动可以帮助你以更宽广的视角看待工作中的压力，并让你得以重新充电。

·尝试将一些工作压力重新定义为挑战。当感到焦虑时，注意身体的感觉，看是否可以将其转化为"兴奋"的情绪。（正如我最喜欢的童书作家库珀·伊登斯所说："如果你的肚子里有蝴蝶，那就邀请它们进入你的心里。"）

·确保你的精力花在重要的任务上。明确了解对你的老板或经理来说什么是至关重要的。清楚了解要求和期望。如果你感到力不从心，询问他们应该将哪些任务降低优先级，以便你能够出色完成必要的任务。

·为了避免过度迎合他人和对一切都说"是"的习惯，减少燃烧自己的风险。首先，树立一些界限，可能包括告诉同事晚上或周末是留给家庭或个人的。

·在非工作时间不阅读（或发送）工作邮件。这样做可以减轻其他人的压力。此外，在接受新项目之前暂停一下。

·它会干扰你目前优先处理的事情的时间，或者会占用个人时间吗？权衡一下。要意识到时间是你最宝贵的资源。

·考虑任命一位首席幸福官（可能听起来有点儿过于欢快，但这在谷歌很有效）。如果没有这样的职位，你可以自己来扮演。

·找到一种方式来表扬他人的出色工作。例如，圣地亚哥一家律师事务所每个月都会收集团队合作、创造力和额外努力的故事，然后在午餐时间举行庆祝活动时朗读出来。他们为获奖者提供奖品（如咖啡礼品卡）。美国联合医疗保健公司不仅会因为员工的绩效好而奖励员工，还会因为他们指出了同事的优秀之处。

·很多创造性的方式可以引起对出色工作的关注，提高士气，并营造积极的工作文化。

·制定一个原则，不在同事背后议论。这会削弱支持性的文化。当其他人参与这种行为时，礼貌地离开或让他们知道你没有这样的经历。这并不意味着容忍不良行为，而是找到一种方式提供更直接的反馈，鼓励他人做同样的事情。

·你能在白天小睡吗？如果你不是远程办公，你的办公室是否有午睡舱？如果你是老板，树立一个良好的自我关怀榜样，利用它。

·请给自己放个假，偶尔休息一下，调整一下心态。研究显示，这可以提高创造力，减少总体病假天数。此外，这也会使你成为一个更愉快的同事，真的！

·查看"幸福图书馆"网站（https://www.onebillionhappy.org）

和"设计你的人生"（https://designingyour.life）网站，以获取有关如何重新定义工作和生活的思路。

·留意你工作场所的文化。如果你感觉没有得到支持和鼓励，你可以尝试对其进行调整，或者选择离开。虽然改变是有压力的，但它也可以带来活力。

第五章
教育：探索你的人生使命

你人生的目标就是找到你的使命，并全心全意地投入其中。

——布达

在卡罗拉·艾森伯格博士的百岁生日派对上，所有来宾的座位安排成了一个问题。她的儿子、也是我的长期导师拉里·古特马赫博士开玩笑说他们需要一个更大的场地。那家阿根廷风格的餐厅还有探戈舞者，但对于想要邀请所有同事和朋友的艾森伯格博士来说，这里空间还是不够大。将近两个月后，我和我八岁的儿子瑞安一起去了位于剑桥的艾森伯格博士的可爱的家中共进晚餐。瑞安和艾森伯格博士生日相同，相隔92年，他给她带来了一个神奇女侠①的

_____

① 美国DC漫画旗下的超级英雄。本是天堂岛的戴安娜公主，来到人类社会后，以神奇女侠的身份开始打击犯罪，行侠仗义。神奇女侠是漫画史上第一位主旋律女性超级英雄，成了女性超级英雄的代表人物。

小人偶作为礼物。这是一个合适的致敬①。艾森伯格博士不仅活到了100岁，她令人印象深刻的职业生涯会激励任何人。一个人如何能够取得如此多的成就呢？

艾森伯格博士的父母从她很小的时候就鼓励她接受教育，并引发了她对人类状况的固有好奇心。尽管出身低微，她还是成了20世纪40年代在她的祖国阿根廷读医学院的为数不多的女性之一。毕业后，她接受了美国的邀请，在巴尔的摩的约翰斯·霍普金斯医院接受儿童精神科医生的培训。当她的第一个丈夫（拉里的父亲）因白血病突然去世后，她去了波士顿。

在那里，她成了麻省理工学院和哈佛医学院的首位女性学生事务主任。当晚我们在她的家里拜访她时，门房问我们是否介意帮他的一个朋友给艾森伯格博士带去一本书。这本书很重，标题复杂，印刷字体非常小。艾森伯格博士似乎很高兴收到这本学术著作，我毫不怀疑她打算以后深入研究。她优雅的公寓展示了同样的求知精神：来自世界各地的艺术品、植物和照片。在我和瑞安到达后，艾森伯格博士用她迷人的阿根廷口音说道："在我告诉你更多关于我自己的事情之前，我想听听你的故事。"她的好奇心无边无际。我在哪里长大？我的家庭是什么样子的？我有兄弟姐妹吗？当瑞安像一只猫一样舒适地躺在沙发上，拿着一本书的时候，艾森伯格博士笑了。她带着温暖的微笑说："我也喜欢这样！"瑞安笑了笑，然

---

① 神奇女侠的主要能力之一为长生不老。

后沉浸在他的书中。

在艾森伯格博士退休后，她帮助组建了"为人权而医"的组织。在她的祖国，她亲眼看见了社会动荡对人们福祉的负面影响，因此她在职业生涯的大部分时间都在思考健康的隐藏因素。该组织的口号是"通过循证，改变是可能的"，他们因为在全球范围内减少地雷的工作而共同获得了1997年的诺贝尔和平奖。除此之外，他们还帮助解救了全球范围内受到不公正监禁的医务人员。这并不是一种典型的再就业。从我们的对话中可以清楚地看出，艾森伯格博士仍然参与和医疗改善和人权相关的组织。当波士顿严寒的冬天对她来说太过艰难，无法前往最喜欢的组织总部参加会议时，总部的人会改为来她的家中进行会议。

艾森伯格博士丰富的社交生活似乎是她追求各种不同知识的自然延伸。她与众多的前学生保持联系，热情地说道："他们会来找我，想要向我展示他们的成就。我非常喜欢见到他们和他们的家人。"她经常为前同事、学生和朋友举办聚餐活动。我问她有多少访客来访，她说平均每周四到五次。

正如我们所见，艾森伯格博士所拥有的出色的一对一人际关系、社会支持和健康的工作环境无疑对她的长寿有所贡献。然而，在那个晚上告别的时候，我再次被她非凡生活的无穷热情和活力所震撼。我在公共卫生培训中了解到，教育是健康的一个隐藏因素，而艾森伯格博士对学习的终身热爱无疑与她的体力和杰出成就有关。但是，其他因素似乎也对艾森伯格博士的活力起到了贡献。我前往剑桥寻找答案，却带着一个问题离开了。我们如何才能过上如此充实的生活呢？

信不信由你，答案可能隐藏在池塘的浮游生物中。

作为20世纪70年代中期在耶鲁大学学习的研究生，澳大利亚科学家伊丽莎白·布莱克本博士进行了一项研究，研究对象是名为"池塘浮游生物"的单细胞有机体。这些生物对研究人员来说非常有用，因为它们具有丰富的短线性染色体。在检查这些细胞时，她发现它们的DNA末端有一串简单的碱基对序列（TTGGGG），有时会重复出现50次以上。这个引人好奇的问题最终为她赢得了诺贝尔奖，并彻底改变了我们对衰老的看法："这些重复现象是怎么来的呢？"

DNA缓冲区，也被称为端粒（telomeres），对于染色体的稳定至关重要，就像鞋带上保护鞋带免受磨损的塑料尖端一样。这些端粒在20世纪30年代被研究人员赫尔曼·米勒和芭芭拉·麦克林托克首次注意到，这甚至是在科学家们了解到DNA携带遗传信息之前。布莱克本博士观察到，每当一个细胞分裂时，细胞的端粒会变短一点儿。细胞在其寿命内只能分裂有限次数。当端粒变得太短时，细胞就会死亡。这让布莱克本博士和她的同事们想知道是否相反的情况也是成立的。也许，如果健康细胞的端粒能够保持较长，死亡就不会是不可避免的。毕竟，一些动物的端粒可以帮助它们恢复年轻。某些种类的乌龟、龙虾和水母可以享受永生，除非它们生病、受伤或被捕获。

对于人类而言，我们的端粒越长，我们的寿命就越长，我们的健康状况也越好。端粒较短则预示着寿命较短，并增加了患心脏病、感染、癌症和痴呆等各种疾病的致死风险。当同龄人根据端粒长度被分为两组时，端粒较长的一半比端粒较短的一半平均多活五年。

最终，布莱克本博士找到了问题的答案。2009年，她和两位同事，格雷德博士和索斯塔克博士，因发现能够通过添加丢失的核苷酸片段来重建缩短的端粒酶而获得诺贝尔医学奖。增加端粒酶的活性可以减缓端粒的缩短并延长端粒的长度。现在，我们将一起探索增加这种活性的有趣部分。虽然癌细胞会独占这个过程，并贪婪地为自己打开端粒酶的开关，但调节端粒酶活性对衰老具有重要意义。值得注意的是，研究表明，我们的端粒是恢复还是缩短，并不仅仅取决于我们的基因。

如果人类的端粒酶是由基因决定的，那么同卵双胞胎（除非发生严重事故）的端粒长度应该大致相同，且可能在相同的时间去世。但这并不是真实的。瑞典的研究人员研究了年长的同卵双胞胎的端粒。他们发现端粒较短的双胞胎死亡的可能性是端粒较长的三倍。西班牙的另一项研究发现，同卵双胞胎在出生时在基因上无法区分，然而随着年龄增长，它们开始展现出通过表观遗传变化介导的显著差异。这些差异几乎全部位于端粒区域。生活在一起的时间越少，差异就越大。双胞胎研究似乎证实，我们所过的生活对端粒酶活性（从而影响衰老）有重要影响。

过着充满长期压力的生活对我们的端粒长度和健康产生负面影响。就像经历工作压力的行政助理西尔维（第四章）一样，它也会影响我们的外貌。端粒较短的个体看起来更加憔悴。事实证明，外貌是端粒长度的一个外显表现。如果两只基因相同的老鼠的端粒长度不同，端粒较短的那只看起来更加老。缩短的端粒与皮肤老化、伤口愈合不良和白发有关。有趣的是，吉尼斯世界纪录中最长寿的鱼——提什（我们将在下一章讨论）在晚年的时候从金色变成了灰白色。它的黄金时代并不那么美好。

似乎生活压力、端粒和疾病之间的关系为心智与细胞之间、社交世界与健康之间的隐藏联系提供了解释。减轻压力会增加健康细胞中的端粒酶活性，降低疾病风险。事实上，越来越多的研究表明，生活方式的改变，如运动、深度放松（冥想、瑜伽）、健康饮食（以植物为主）和增加社交关系（与支持性的朋友和同事一起交往）可能会保护或增加端粒长度。

迪恩·奥尼斯博士与布莱克本博士和埃佩尔博士在《柳叶刀》杂志上发表了一系列研究，发现生活方式改变的程度与多种健康因素的改善之间存在剂量—反应关系（或成比例关系），包括端粒酶活性。这项试验研究跟踪了一组被诊断患有前列腺癌的男性，他们有着健康的生活习惯，如通过饮食、体育活动、压力管理和社交支持来改变生活方式。在五年的随访中，研究结果显示，端粒长度与研究开始时相比显著增加。一个人坚持计划的时间越长，端粒就越长。对照组没有改变生活方式，在研究结束时端粒较短。

　　这里再次展示了心智与细胞之间的惊人联系。似乎心理健康和乐观与较长的端粒和较长的生存期相关。特别是，耶鲁大学的一项研究显示，对老龄化持积极态度的中年和老年人比持消极态度的人多活7.6年。这与保持正常血压、定期运动和不吸烟的益处相同。也许良好的健康养生方案中的一部分是观看有助于改变有关衰老的刻板印象的节目，比如《黄金女郎》。

　　或许艾森伯格博士天生就拥有长度较长的端粒。或者说，她非凡的人生——一种充满意义的追求知识和进行相关社交联系的生活——有助于保持她的端粒酶活性，促进了她的健康和长寿。也许她的社交和知识活动为她提供了缓冲，使她能够抵御诸如祖国的政治动荡和两次丧偶等重大压力。但还有另一个因素可能也在起作用。正如研究所示，增加我们的端粒酶活性的因素，包括积极的态度，也会延长我们的寿命。艾森伯格博士和布莱克本博士的一大特点就是乐观、有意义和积极的精神。这让我想问：充满目标、终身热爱学习的生活方式，是否是健康的另一个隐藏因素？

　　证据表明，拥有目标感并且参与日常生活的人的健康状况确实受到保护。在那些拥有高幸福感（eudaimonia）的人，即追求崇高、有意义的目标的人中，压力和炎症标志物明显减少。注重意义和自我实现不仅降低了唾液皮质醇水平和促炎标志物含量，还带来了一些令人印象深刻的健康优势。一项汇总分析或结合了10个前瞻性研究的研究发现，拥有高度的生活意义或价值感（冲绳方言称之为"ikigai"），与各种死因风险显著降低相关。那些将目标融入日常生活的人睡眠更好，不太容易感染病毒，并且心脏更健康。较高的目标与较少需要冠状动脉搭桥手术（CABG）或心脏支架手术相关联。其他好处包括较低的中风风险（降低72%）或心脏疾病风险（降低44%），以及在生病时（如癌症扩散、脊髓损伤、多发性硬化症、自身免疫性疾病或痴呆症）获得更好的结果。

对于减缓随着大脑衰老而发生的认知功能减退来说，感到与目标和激情相连是特别重要的。《美国医学会杂志》的一项研究追踪了芝加哥地区的900名老年人长达八年的时间。他们发现，与低生活目标相比，报告具有高生活目标的人几乎减少了70%患上阿尔茨海默病的风险。此外，报告具有更强烈目标感的人在接下来的岁月中更能抵抗认知障碍。生活目标感越强，获益越大。这种关系在各个人口统计学变量①中均未发生变化，并且在研究人员控制社交网络大小、医疗状况甚至抑郁症之后仍然存在。（毕竟，目标和幸福不完全相同。）

在一项相关研究中，即使患有进行性阿尔茨海默病，报告具有更强烈目标感的人的认知功能也更好。即使一个人的大脑显示出其患有大量疾病，如有许多斑块和缠结，但高度的生活目标感有助于大脑更好地运转。在日常事件中寻找意义，追求目标的行为和感到与目标有关联性具有强大的神经保护作用。这让我想起了有史以来最多产、最令人称赞的数学家保罗·埃尔多斯。他过着充实的生

---

① 描述人群特征的变量，通常包括年龄、性别、种族、婚姻状况、教育程度、职业、收入等。

活，专注于与数学家朋友一起解决方程式这一独特目标。据报道，他会出现在他们的门口，住在他们那里，并宣布："我的大脑开窍了！"在他的一生中，他发表了超过1500篇论文，与507位合著者合作，以至于他与另一位数学家之间的"合作距离"被称为"埃尔多斯数"。他按照自己的意愿，在华沙的一次会议上以83岁的高龄去世，仅仅在解决了一个棘手的几何问题的几小时之后。

我回想起与艾森伯格博士的晚餐，她对于帮助他人充满热情，并从她不断进行的工作中找到了目标、获得了生活选择的能力。我还想起布莱克本博士，她六十多岁时依然充满青春活力，对解开端粒之谜充满了热情。我曾在旧金山的一个巨大会议厅主持了布莱克本博士的演讲，感觉自己就像在看披头士的开场表演。她像摇滚明星般的地位是当之无愧的，这源自她的明确、专注和激情。我们一定有提高自己成为像这两位非凡女性一样的女性的机会。

有一条明确的道路可以在我们的生活中培养出意义和目标感。还记得艾森伯格博士对门卫让我送给她的那本书感兴趣吗？更不用说她对了解周围人生活的极大兴趣了。这两者都提供了一个线索，揭示了健康的另一个隐藏因素，一个常常被低估的、或许是所有隐藏因素根源的因素。然而，你已经很熟悉它，因为你已经足够好奇地拿起了这本书。

那就是学习。

从20世纪70年代开始，研究表明受教育水平与健康指标之间存在关系，如传染病、吸烟、酒精摄入、糖尿病、肥胖和心脏病。

例如，没有高中文凭的患者患糖尿病的风险是大学毕业生的两倍（15%vs7%），如果他没有高中文凭，死于糖尿病的可能性是上过一些大学课程的人的三倍。拥有大学学位的女性肥胖率明显低于没有学位的女性（25%vs40%）。芝加哥一项涵盖了27033名白人男女的大型研究发现，接受教育年限与血压呈明显的负相关。医生常常询问有关糖、热量或盐的摄入量等风险因素，但对信息的"摄入"呢？

越来越多的证据显示，教育对健康的保护效果非常显著。低教育水平，即高中文凭以下，带来的健康风险与吸烟相当。乔伊三十多岁，有高中文凭，从事最低工资的工作。与那些上大学的同龄人相比，乔伊的健康状况更接近一个上了一些大学课程的六十多岁的人。甚至有证据表明，孩子上大学可以延长父母的寿命几年。所以，也许为了这个原因，每晚为了家庭作业产生争论是值得的。

教育在寿命和生活质量方面都对健康起到保护作用。与之前讨论过的研究一样，教育年限与更好的健康状况之间存在明显的剂量—反应梯度关系。在美国，没有高中文凭的人，尤其是白人女性，自20世纪90年代以来寿命更短且更不健康。同时，研究表明，高中毕业并获得大学学位可以为一个人增加约九年的寿命。获得职业学位还可以增加额外的年限。而且不仅仅是高中或高等教育，终身学习也能延长我们的生命。

在一项发表在《美国公共卫生杂志》上的研究中，研究员史蒂文·伍尔夫博士及其团队分析了1996年至2002年间美国可预防死亡的数据，发现每通过生物医学手段拯救一条生命，教育就能拯救八条生命。根据他们的数据，在那段时间里，通过良好教育本可以挽救近140万条生命，而新药和设备仅挽救了近18万条生命。这个数字超过了整个旧金山市的人口数量，那些生命本可以通过读书得以拯救。似乎"烂笔头"胜于处方笺。

作为一名医生，我从未想过教育对我患者的健康有多大的影响。在医学院或住院医师培训中从未涉及过这一点。但现在我明白了为什么那些最严重的病患教育水平最低。当我看到多洛雷丝时，我哭了，她是一个非常善良的六十多岁的女人，举止温和，笑容甜美。在她换上医院病号服之前，我注意到她穿着一件来自迪士尼电影《狮子王》的有着 "Hakuna Matata" 字样的黄色T恤衫。她多年来一直在社区日托中心工作，没有医疗保险。多洛雷丝因难以忍受的腹部疼痛来到急诊室，结果被诊断为晚期宫颈癌，这是一个可预防的悲剧性疾病。在发现疼痛的原因并与她讨论诊断后，我意识到她的困惑不仅仅是因为得知这个消息的震惊。最终，她告诉我她只上到四年级。

教育对健康提供了直接和间接的好处。教育本身就有助于提升健康水平，例如有助于提升患者对疾病的理解程度和药物处方的阅读能力。但教育满足还与拥有更高薪酬的工作、有病假可以去看医生、有预防保健和购买药物的资金相关。更高的教育水平可能意味着更高的收入，能够居住在压力较小的社区，并且更容易获得健康食品。此外，教育还教会人们无形的东西，如独立解决问题、毅力和有勇气质疑答案。

尽管大多数健康研究只考虑数量，比如在学校学习的年限，但质量也很重要。当讨论什么是"好"的教育时，纽约市小学校长埃琳娜·杰米指出："有无穷多种方式组成数字10。"也许教育的目的不是教我们如何思考，而是启发我们的可能性。而且可以为孩子们提供发展好奇心的机会，从学前教育开始，可以使其他已知的健康因素（如家庭收入）趋同。无论教育采取何种形式——从蒙台梭利学校到特许学校[①]——它都有潜力帮助我们增加自信心，发现学习的乐趣，建立社交网络，为我们的世界做贡献。良好的教育涉及心智和情感的发展。

这让我们回到教育与目标之间那难以捉摸的联系，这个联系可能提供了我离开艾森伯格博士时寻求的关于"充实人生"的问题的答案。据报道，叶芝说过："教育不是倒满一桶水，而是点燃一团火焰。"尽管数据显示，教育本身对健康有好处，但最好的教育（无论是正式还是非正式的）超越了知识传授，激发了想象力。毕竟，研究显示，16岁时的情绪健康是成年后生活满意度的最佳预测因素，比成绩更重要。而在16岁时情绪健康的主要影响因素是孩子在中学和小学的经历。在最好的情况下，教育在个人成长方面挑战学习者，提出重要问题，并在社会中增强有意义的合作。它超越了

---

① 在美国兴起的民营学校类型之一。

事实或技能的范畴，专注于意图、成就和目标。最好的教育可以帮助你找到某事值得去做的原因。

还记得兔子实验中的尼瑞姆博士吗？在他七十多岁时，背靠成功的研究生涯，尼瑞姆博士与社区合作伙伴共同开发了一个名为"ENGAGE计划"的项目，旨在向佐治亚州亚特兰大低收入社区的孩子们介绍STEM（科学、技术、工程和数学）职业。他在实验室的工作让他偶然发现，注重社会因素（如教育）对基础科学的创新有着重要影响。

"ENGAGE计划"全称为"Engaging New Generations at Georgia Tech through Engineering"（通过工程为佐治亚理工学院吸引新一代人），它为有动力的学生提供了超越经济困境参加高中教育的机会。对于被选入该项目的学生来说，这是一个严肃的时间承诺。合作的高中同意调整即将升入高三的学生的课程安排，使他们可以在上午上课，下午参与实验室工作。在学年期间，他们学习研究技能、准备SAT考试、学习时间管理和解决冲突。

我问尼瑞姆博士："为什么要学习解决冲突？"他指出，在申请过程中，团队会询问学生关于他们生活的问题，比如"谁是你的英雄？"和"你面对过什么挑战？"。这些青少年的答案揭示了他们所经历的逆境程度。他说："这些故事令人深受鼓舞……并让你对这个世界产生思考。"也许讲述他们的逆境故事是教育对学生有益的另一种方式：他们通过描述冲突找到了克服冲突的框架。

超过95%的"ENGAGE计划"学生进入了大学，其中包括宾夕法尼亚大学、斯坦福大学和约翰斯·霍普金斯大学等学校。大多数学生继续追求STEM领域。你甚至可以说那些参与"ENGAGE计划"并通过科学激发想象力的学生找到了他们的人生目标。尼瑞姆博士也是如此。当他回顾自己在职业生涯中的众多成就时，我能听到他的声音中透露出的自豪感，他说对"ENGAGE计划"的学生产生影响——"没有什么比这更令人满意的了"。而且这是最棒的部分。

追求目标和意义，就像学习一样，是一生的旅程。例如，诺拉·奥克斯是世界上最年长的大学毕业生，她在95岁时在堪萨斯州的福特海斯州立大学与她21岁的孙女亚历山德拉一同收到了毕业证书。毕业后，她们一起参加了一次航海旅行，并且奥克斯女士成了一位客座讲师，这是她一生的梦想。她在一段视频中鼓励其他人追逐他们的激情："确定一个开始的日期。去做些什么。不要坐在那里。"之后，奥克斯女士继续攻读她的文科硕士学位，并在98岁时获得了这个学位。她于105岁去世，距离她获得大学学位不到九年时间。

我们一生中是否能找到目标感取决于我们自己。我们并非人人都有艾森伯格博士的幸运和长寿。也没有布莱克本博士或保罗·埃尔多斯那样的专注力。或者尼瑞姆博士那样推翻传统边界、创造创新课程的激情。大多数人也不会像诺拉·奥克斯那样在九十多岁时重返校园。但我们并不需要通过获得诺贝尔奖、发表论文、启动项

目或获得学位来发展我们的兴趣（请参见后文的工具箱）。学习和
目标在我们的日常生活中找到我们。而我们越了解目标、学习和健
康之间的深刻联系，我们就越能乐观地把握教育的途径，为我们所
有人带来益处。

扩展你的工具箱：学习与目标

无论年龄如何，你作为一个人的发展都很重要。有哪些活动可以帮助你培养兴趣并发展自己的创造力？以下是一些想法，让你思考一下什么吸引你：

·参加课程或培养一项技能，比如摄影、写作、烹饪、舞蹈、唱歌、草裙舞（你一直想做但从未抽出时间做的事情），阅读一本书（不错的选择！），或者听一些指导性的播客并付诸实践。当某件事引发你的想象时，记下来。如果有朋友也感兴趣，邀请他一起参加。

·许多当地大学允许年长的成年人旁听课程。奥舍终身学习研究所（总部位于西北大学）与美国120多所大学合作，如杜克大学、西北大学和加州大学伯克利分校，为"50岁或更大年纪"的人提供学习机会。你所在地的社区中心和YMCA（基督教青年会）可能也提供课程。

·还可以查看在线学习网站（Kahn Academy, Udemy, Coursera 等），其中提供免费或更低成本的课程。例如，耶鲁大学最受欢迎的课程之一是由劳里·桑托斯教授讲授的"幸福科学"。在线视频网站上也有大量的讲座和教程。

·通过反思、写日记或为你感兴趣的事业做志愿者，培养你自己的目标感。行动往往激发灵感。

·如果你正在职业生涯的起点，不要仅仅为了声望或因为别人认为这对你有好处而做事情（我是通过艰难的过程学到这一点的）。确保你在你说"是"的活动中找到真正的热情和意义。对其他所有事情说"不"。这将让你有时间去追求那些真正引发你想象力的事情。

·志愿帮助他人发掘他们的潜力。可以是在当地小学讲解你的工作，或在当地男女童会的课后辅导孩子们。无论你拥有哪些技能（你有很多，要广泛思考），考虑与他人分享。例如，"Airbnb"公司有一个体验计划，你可以教授（或参与）从冲浪、挤牛奶到音乐会和社会影响事业等各种半私人课程。发现甚至你自己都不知道的小众领域！

第六章
社区：生活与娱乐

从你所在的地方开始。利用你所拥有的。尽你所能。

——亚瑟·阿什

在我六岁的生日派对上，我的父母雇了一位魔术师。在我们狭小的地下室里，"了不起的麦格尼先生"用色彩斑斓的手帕魔术和从帽子里掏出一只白兔的魔术惊艳了观众。在他的最后一次表演中，他叫我走到房间前面。他挥动魔术棒，披着斗篷，露出一个带有倒角边缘的小圆玻璃碗。里面有一份给我的礼物：一条金鱼。

我给那只大眼睛的生物取名叫史努比，对它感到非常高兴。第二天早上，我兴奋地跑到客厅去看我的新宠物。我发现史努比浮在水面上，侧身而卧，死因不明。像许多派对礼品金鱼一样，欢乐突然结束了。为了安慰我，妈妈拥抱着我说："亲爱的，金鱼的寿命不长。现在是它离开的时候了。"

在史努比不幸离世几个夏天之后，我父母在圣地亚哥租了一座

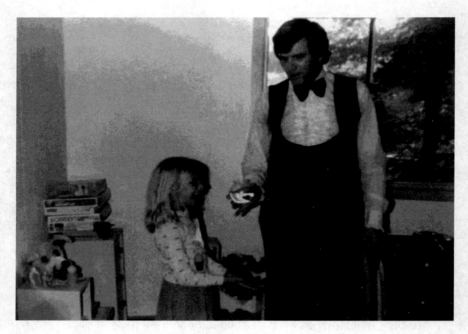

图3　我、魔术师先生和金鱼史努比

图特式度假别墅。这座神奇的房子里有室内秋千，一只名叫菲利西亚的虎斑猫，和后院的一个超大水泥鱼池。菲利西亚和我一起度过下午，在不停流动的水中观察着那些大而亮丽的橙色鱼儿盘旋。菲利西亚并不是天生喜欢水的动物，但她忍不住把爪子伸进去戏弄那些活泼的鱼儿。那些一脸严肃的鱼儿无动于衷地躲开了。坐在加利福尼亚的鱼池旁边，我简直不敢相信这些在后院生活的美丽而健壮的动物竟然是病弱的史努比的堂兄弟姐妹。金鱼可以茁壮成长。

　　事实证明，广为流传的所有金鱼都寿命短的观念是一个错觉。

金鱼可以活20到30年，它们可以比大多数狗和猫活得更久。在《吉尼斯世界纪录大全》上，有一条有纪录的最长寿的家养金鱼，名叫蒂什，1999年去世时已经43岁了。在那个命运注定的日子里，它被安葬在主人的花园里，放在一个酸奶容器里。蒂什和另一条名叫托什的鱼是作为嘉年华奖品于1956年奖给一个名叫彼得的英国小男孩的。托什在1976年去世，享年22岁。蒂什活到看到彼得搬出家去、结婚并负担起抵押贷款的时候。彼得的妈妈继续照顾蒂什，每天与它聊天，把它当作家庭的一员。回顾起来，史努比只活了一天后的不幸死亡与金鱼的平均寿命无关。真正的罪魁祸首似乎是某种更为根本的原因。蒂什和托什与我在加利福尼亚遇到的健壮金鱼有一个共同点，而史努比则缺乏这个共同点。那些茁壮成长的鱼儿身处丰富的环境。它们不是被装在小塑料袋里四处携带，最后被困在一个小小的派对鱼缸里。加利福尼亚的鱼儿们有一整个池塘可以玩耍，而蒂什则生活在确保环境帮助它茁壮成长的照顾者身边。所有的生物都必须成功地适应自己的环境才能生存。对于人类来说，这个环境就是我们所在的社区。

本是一个退休的小学看门人，现年60多岁，他笑容和善，声音柔和，头发雪白。四年前，我在我们的初级医疗保健中心看到他时，他的妻子苏菲已经因乳腺癌去世。本和苏菲一直是亲密的伴侣，本想念着与苏菲一起晚餐时的谈话和在中央公园散步的时光。自从苏菲去世后，他独自生活在他们的公寓里，他的新陈代谢失调了。他的血糖水平失控。他变得极度超重，并抱怨膝盖不好。本住在一个二楼的楼梯房里，他需要15分钟上下楼梯。现在，没有妻子在身边，他很难出门活动。本的父亲也非常超重，后来失明，并最终因与糖尿病相关的并发症去世。本想知道自己是否继承了家族的诅咒。

本耐心倾听着，我告诉他这是改变饮食、多吃健康的绿色蔬菜和多锻炼的绝佳机会。当时，我常开展这类生活方式讲座，充满激情地高喊医疗界推崇的"少摄入热量、多锻炼"的口号。这与昂贵的公益广告宣传活动的方式相同，旨在教导人们如何健康饮食。但在这一点上，我们难道不都知道花菜比甜甜圈更好吗？当涉及体重和健康时，存在着超越纯粹意志力的其他隐藏因素。

如果肥胖问题仅仅关于个体的自控能力或遗传因素，那么腰围的增长应该或多或少是均匀分布的。然而，在全国各地的城镇中存在着一个奇特的梯度。例如，在纽约市，如果你在苏豪区的春日街搭乘北行的地铁，那么该社区只有大约十分之一的人患有肥胖症。如果你在曼哈顿向北行驶约20分钟（6.7公里），到达哈莱姆的西125街，肥胖的发生率就变成了四分之一。

同样地，如果你在上东区的96街搭乘北行的6号地铁，不到十分之一的人患有肥胖症，但是在5公里以北的布朗克斯，也就是本住的地方，肥胖率就跃升到三分之一。即使只是穿过14街，这样地理位置的轻微差异也会对体重产生影响。在波士顿和芝加哥等城市进行的类似研究也发现了类似的戏剧性差异。看起来，居住在某些社区会预示着裤子的尺码。从医学上讲，这是没有道理的。但是如果我们从能否在超市买到健康食品的角度考虑社区，我们就能发现居住地对我们的腰围产生影响的原因。

在我完成生活方式讲座后，本告诉我他完全理解我的意思。任务完成！然后，他继续解释说他希望自己能够吃得更健康。问题在于他公寓附近最近的食品店只有一家炸鸡店和一家主要销售苏打水、包装食品和香烟的小卖部。本住在布朗克斯的一个"食物荒漠"区域，健康的选项很少。最近的杂货店步行无法到达，而且和纽约的很多地铁站一样，本所在的车站没有正常运行的电梯。此外，即使设法去杂货店，因为膝盖不好，他也不能把杂货拎回家。他没有像索菲那样的帮助者。他有限的月退休金无法负担常规的出租车或送货服务。

"食物荒漠"导致"食品不安全"，即无法持续获得足够有营养的食物。2018年的美国，每十人中就有一人——其中很多是儿童——经常挨饿。说到食品不安全和饥饿可能会让人想起大萧条时期的黑白照片，一个穿着宽松衣服的消瘦的人在排队等待食物。但在如今的美国，营养不良的典型形象是本：一个站在快餐店排队的肥胖人士。

将美国超重人士的健康与国外消瘦的饥饿儿童相提并论可能看起来很奇怪，但空洞的热量，就像热量摄入不足一样，会导致膳食缺乏，损害健康。对肥胖人士的研究表明，他们缺乏铬、生物素和硫胺素等微量营养素。植物性食物中的微量营养素对代谢和免疫功能至关重要，可以预防疾病。

食用加工食物或快餐对我们的健康也有其他影响，而这些影响正在通过新兴研究逐渐被理解。越来越多的文献表明，吃全面的植物性食物——这也是我们祖先所吃的——对于健康的微生物群落是必要的。这个"内部邻里"由数万亿的共生细胞组成，主要存在于我们的肠道中。当你选择沙拉或薯条作为午餐时，你会改变你肠道微生物的组成。由于不同的微生物对食物的处理方式不同，这种组成会影响你的整体健康和身体情况。

健康的微生物群与不健康的微生物群也解释了你可能会感到沮丧的一个情况：你的朋友可能每顿饭都吃巧克力，但体重没有增加，而你似乎每吃一口无脂冰激凌就会增加几斤。2013年发表在《科学》杂志上的一项研究让我震惊，因为它与常识和我在医学院学到的知识完全相反。这项研究表明，接受完全相同的饮食和热量摄入的基因相同的小鼠，随着时间的推移，根据肠道菌群的差异，会变得瘦或肥胖。

作为一个女儿，我记得我妈妈在减肥方面的持续挣扎，她计算卡路里摄入量，体重对她的自尊心产生很大影响。虽然我们在减肥过程中常常会因为"吃多了"感到羞愧和内疚，但新兴科学支持的观点是，重要的不仅仅是你摄入多少卡路里，还有这些卡路里来自哪里。一碗蔬菜和米饭提供的五百卡路里和一份油腻的芝士汉堡所提供的五百卡路里并不相同，因为不同的食物会在你的肠道中产生不同的微生物组。更重要的是，拥有由健康食物带来的健康细菌的肠道处理临时吃进去的一份芝士汉堡（或甜甜圈）的方式与持续摄入糖和碳水化合物的肠道截然不同。你和你的朋友确实在用不同的方式处理巧克力。

对于我们的健康以及那些被限制在角落选择有限的人来说，美国依赖的加工食品不仅使保持体重困难，还会导致肠道菌群发生变化，削弱微生物群落，并导致一系列健康问题。受损的微生物群可能使我们更容易患肥胖、感染、炎症和神经认知障碍，如阿尔茨海默病和抑郁症。目前还没有简便的方法来评估你的微生物组成，所以我们能做的只是尽量多吃完整的食物和蔬菜。

那么，如果我们生活在"食物荒漠"中，可以做些什么呢？

在饮食方面，有一些方法可以帮你做出更健康的食物选择。

一个能产生重大影响的事情就是每周逛农贸市场。农贸市场摊位上色彩鲜艳的时令蔬菜通常比店铺货架上的蔬菜更美味、更有营养，而且价格更便宜。美国范围内有一项倡议，以确保人们可以在价格较低的农贸市场使用食品券。"食物荒漠"地区缺乏竞争，商品价格上涨，引入农贸市场可以逐渐降低当地杂货店的价格。一项研究显示，引入农贸市场后，在三年内人们的杂货账单减少了约12%。当市场来到大家身边时，人们还可以节省旅行费用，这对于无法轻易出行的本来说会有很大的帮助。此外，农贸市场也是社区聚集、结识邻居和支持本地企业的好方式。

社区花园也可以帮助减少食品不安全的问题，并为有风险的学校和社区提供一个"食物荒漠"中的绿洲。研究表明，如果孩子种植了一种蔬菜，他们更有可能吃下它。科罗拉多州的城市园艺项目报告称，参与学校花园的四分之三的学生增加了他们对农产品的消费。此外，社区花园为参与者提供了体育锻炼机会，美化了空置地块或屋顶，并让人们聚集在一起。学校社区花园成为户外课堂和实验室。一些学校甚至报告说，他们的社区花园提高了标准化考试成绩，减少了教师的离职率。此外，这些花园为高中生或其他就业障碍者提供了夏季工作机会，并且他们还通过在当地农贸市场销售农产品获得了商业经验。还有证据表明，社区花园和改造空置地块可以显著减少低收入社区的枪支暴力犯罪。原来番茄也是一种强大的武器。

　　以下是提高健康饮食可及性的一些建议。这些建议涉及从个体选择到更具雄心的合作伙伴关系。例如，有一些每月定期配送的订阅服务专门提供本地时令水果和蔬菜，价格会更便宜一些。你可以与附近的便利店店主交谈，看是否可以增加新鲜蔬菜和水果的供应，并邀请邻居们提出意见。如果你在食品储藏室做义工，看看是否有办法增加新鲜水果和蔬菜的捐赠。成立一个食品合作社或与杜特罗特市（密歇根州）的杂货店孵化合作计划，这样不仅可以增加对健康食品的获取，还可以促进当地的创业精神。

　　我们所居住的社区不仅决定了我们可以轻松获得哪些食物，还影响了我们进行多少运动。我的亲戚住在爱尔兰的农村地区，当我第一次去那里时，我想象着在郁郁葱葱的爱尔兰乡间愉快地漫步，也许还会有一只羊陪伴。事实上，在那里散步意味着要躲避狭窄的单车道上飞驰而过的汽车，两旁是石墙。没有人行道，无法步行。

对于每天坐在电脑前工作8个多小时的现代工作者来说，要挤出时间完成推荐的每天1.5万步并不容易。

当你生活在城市扩张区域或一片死胡同里时，问题变得更加困难，因为商店离住宅很远，开车成了常态和必要手段。步行的好处令人印象深刻：减少头痛、癌症、抑郁症、心脏病、关节炎和骨质疏松症的风险。与此同时，城市扩张与慢性疾病问题（如高血压和心脏病）显著增加有关；它相当于让人口年龄增长4岁。

如果你的街道没有人行道，那么不活动的问题就会被放大。来自世界各地的研究表明，我们社区的设计极大地改变了我们的身体活动水平。轻松地步行穿越一个社区的可能性被称为"可步行性"。这是一个健康社区的标志。有地方可去，有办法可以步行轻松到达目的地，这对于像本这样有行动障碍的老年人特别有帮助。关键特征包括建筑环境的各个方面，如维护良好的人行道、路灯、交通流量、路肩和人行横道。你可以找到洗手间，需要时可以休息。便捷的公共交通也是连接步行区域的关键。这些好处有助于支持本地企业、住房市场，减少噪声污染，改善空气质量。

行动主义者简·雅各布斯在她的著作《伟大美国城市的生与死》中指出，纽约市的格林尼治村的下曼哈顿阻止了一条高速公路的修建。她指出城市街道有一种节奏——错综复杂的芭蕾舞，其中个别舞者和合奏团都有着独特的角色，神奇地互相加强，构成一个有序的整体。坐在纽约华盛顿广场上的一张长椅上，在一个阳光明媚的工作日早晨，看着人们来来往往地穿梭到他们的目的地，这是一种巨大的乐趣。就像繁忙咖啡馆中愉快的嘈杂声，这种混乱创造出一个整体。他们的日常舞蹈看起来可能是随机的，但实际上并非如此。正如行为经济学家和星巴克所知道的那样，人们按照可预测的模式旅行。一个以可步行性为基础设计的城市将考虑到这种节奏，并加强而不是破坏它。

可步行性更强、交通距离更少也有益健康。我们通过回顾1952年12月伦敦的那四天也可以了解到这一点。在那几天里，英国伦敦突然降温，燃烧煤炭产生的烟雾变得浓密，如同臭蛋一般恶臭。随之而来的几天里，死亡人数激增。据估计，共有大约1.2万人死亡，另有15万人患病。伦敦雾霾事件明确了空气中增加的细颗粒污染物水平（如汽车尾气和燃烧煤炭）与癌症、心脏病、认知障碍和死亡率之间存在明显关联。健康问题出现在空气污染时。女性、儿童和老年人似乎特别容易受到社区环境污染物的影响。

例如，研究人员在使用大规模的护士健康研究数据时发现，妇女居住地与主要干道的距离越近，突发性心脏病的死亡风险就越高。我住在靠近一条主要干道的地方，这让我深思。那些离主干道最近的人（约0.03公里）突发性心脏死亡的危险性比那些离得稍远（约0.3公里）的人高出38%。这种关联是线性的，也就是说，越靠近干道，危险性越大。该研究表明，住在靠近主要干道的房屋的风险可能比吸烟、不健康饮食或肥胖等已知的生活方式风险更大。其中部分原因可能与噪音有关，因为从喇叭声到警笛声再到凌晨4点的垃圾车，噪声污染与睡眠障碍、压力增加、心情恶化以及高血压和心脏病等健康问题有关。（当我打字时，我听到远处有一声凿岩机声。）

城市可能嘈杂且交通拥挤，但它们通常是适合步行和提供绿地的地方，这是至关重要的。无论我们身在何处，花时间在大自然中可以拥有宜人的喘息空间。此外，这对我们的健康也很有益。

2015年初春的一个下午，我站在哈莱姆区杰基·罗宾逊公园的一个操场上，沉浸在清新的空气中。阳光透过树枝洒在剥落了绿漆的绿色秋千上。鸟儿的鸣叫打破了城市的背景音乐，其中夹杂着喋喋不休的闲聊声、警笛声和建筑的响声。在弗里尔罗夫博士的城市空间与健康课程的任务中，我多次参观了这个先前未受到投资的区域的公园，以了解纽约人如何与绿地互动。我以一种我在城市其他地方没有用过的方式了解了这个公园。我观察这个空间，并与使用它的人交谈。在户外，我对可能性保持开放。

我五岁的儿子瑞安经常和我一起探索。放学后，我们会乘坐A线地铁向北行驶145个街区到达唐恩都乐甜甜圈店。我们会坐在窗边的座位上一起大口吃下带彩色糖粉的粉红色甜甜圈，然后去公园玩。在去公园的路上，我们会看到男人们坐在门廊上一起笑着，经过仍然装有防弹玻璃的商店，注意到游客们手持旅行指南，在一家最近开张的咖啡店用不同的语言交谈。一个下午，在操场上，瑞安交了一个朋友。我看着这两个背景不同、来自城市不同地区的孩子，在树上新生的绿芽下愉快地玩耍。两个男孩因为共同享受秋千的快乐而喜悦。

　　绿色空间在物理和情感上连接我们。游乐场、公园和娱乐中心在财务和集体健康方面都带来巨大回报。未来我们可能都需要一份公园处方。居住在绿地更多的城市地区似乎能改善整体福祉，减轻压力和头痛。参与者在绿地停留的时间越长，参与活动的程度越高，绿地对福祉的影响就越大。从家到公园的步行距离较短与改善心理健康评分相关，甚至对被诊断为重度抑郁症的人也是如此。

　　此外，伦敦的一项研究表明，居住在树木更多的街区的人开具抗抑郁药的概率明显较低，即使控制了收入因素。英国一项历时18年的大型研究涉及超过10000人，研究发现住在公园附近对精神健康的提升相当于结婚。此外，即使在贫困或高犯罪率的地区，绿色环境也能提升社区的幸福感。

　　享受大自然的时间能降低皮质醇水平、降低血压，并增强免疫功能。日本的研究测量了唾液皮质醇、心率和血压，在走进森林并观察约20分钟后，参与者的副交感神经活动增加，交感神经活动降低。换句话说，他们的压力减轻了。其他研究在男性和女性在大自然中度过数天后，即所谓的"森林浴"后，采集了他们的血液和尿液样本。与日常城市生活中的基准水平相比，结果显示接触自然环境增加了自然杀伤细胞，这些细胞有助于抵抗肿瘤生长和感染。这种自然体验的改善作用延续了一个月。

　　有趣的是，你可能并不需要附近有森林才能从大自然中获得健康益处，一棵树就足够了。研究人员观察了一个外科病房的康复区域约十年的医院数据，发现住在朝向树木的病房的病人比面朝一堵砖墙的病房里的病人康复时间提前了一天。他们还需要较少的止痛药和较少的医院人员鼓励。家中的植物也有助于降低压力水平。

就像一条鱼可能没有意识到自己生活在水中一样，我们可能如此沉浸在日常生活中，以至于没有意识到环境因素对我们健康的影响。这些是"风险中的风险"。换句话说，它们是促进疾病进展的潜在条件。而你所在社区的安全和社区意识是一个重要的潜在因素。

为什么我们很容易忽视社区与健康之间的联系呢？

部分原因是环境因素与健康之间的联系通常表现为不明确的身体症状。以我们的患者黛西为例，她在医学指标上看起来没问题，但她感觉身体不适而无法前往探望她最喜欢的表妹。在黛西的检测结果中，没有发现明确的细胞、组织、器官或神经系统方面的问题。然而，通过审视黛西的生活，我们发现她承受了很大的压力和心痛。她所在的社区在其中起到了重要作用。黛西在布鲁克林的布朗斯维尔长大并生活，她觉得在昏暗的人行道上行走不安全。这个地区曾经是社会行动主义的文化中心，但随着时间的推移，它逐渐以街头毒品交易和凶杀案而闻名。晚上她经常听到远处有枪声。有一次她报警称有可能有人闯入隔壁的建筑物，但警察从未来过。

多年来，黛西认识了许多因暴力而早逝的孩子。她从未想到其中之一会是她的十几岁儿子。在布赖恩还活着的时候，她努力让他专注于学业。但在我遇到她之前的几年里，他在回家路上顺路进了一家杂货店，却被流弹击中并被杀害。她的社区每天都让她想起她的悲痛和失去的儿子。

在美国，一些社区与其他社区之间只有一站地铁或公交车的距离，却存在食品匮乏、不易步行、不安全等问题。1933年，美国国会通过了"家庭主人贷款合作社(HOLC)"法案，作为大萧条后"新政"的一部分。HOLC为数百万美国人提供了机会，通过宽限期较长的贷款方案来重新贷款，避免失去住房。当时，全国每天有超过1000栋房屋被银行查封。从表面上看，这个计划听起来很棒：让更多的家庭获得更稳定的生活。然而，事实并非如此简单。

为了决定在哪里投资，HOLC在1935至1940年间开发了一个简单的分类系统。在近250个美国城市中，该机构根据A到D的评级创建了地图。A级社区在城市地图上以绿色线条勾勒出来，被认为是理想和有利可图的投资标的。A级社区的居民可以获得低成本的贷款，实现美国梦。与此同时，"危险"的D级社区，即在城市地图上以红色线条勾勒出的社区，是不符合贷款资格的。

他们的梦想被推迟了。没有贷款意味着"红线"社区的家庭没有机会获得稳定住房。这意味着更多的压力和机会主义房东的恶意涨价。这意味着孩子们没有游乐场和公园。在华盛顿特区的国家档案馆和历史学家创建的互动在线地图上可以看到HOLC用于确定D级评级的明确标准。其中明确写着"渗透：黑人"。

基于种族的歧视性做法成为新政后数十年来美国联邦住房管理局和房地产行业的标准。这种正式的种族隔离在每个都市区域中实施。拥有房屋建立财富和社区，而"红线"政策引发了贫困循环，几十年后仍然影响着健康。例如，我和瑞安参观的哈莱姆区有所破损的游乐场曾位于历史上的"红线"区。黛西所在的布朗斯维尔社区也是纽约布鲁克林曾经的"红线"区，这在几十年来阻止了人们获取合法贷款。多年的投资不足使得这些曾经充满活力的社区变得不安全和压力沉重。

黛西所在的社区远不是美国唯一健康结果受地铁站点影响的城市或城镇。例如，在芝加哥林肯公园的阿米蒂奇站，婴儿死亡率为每1000个活产婴儿死亡2.4个。如果在加菲尔德站下车，距离不到10公里，婴儿死亡率为每1000个活产婴儿死亡19.3个，这比厄瓜多尔、伊朗或叙利亚的比率还要高。

不到10公里婴儿死亡率就翻了8倍？这不能用就医机会解释。在所有有地铁效应的城市都有世界级医院。此外，研究表明，医疗护理仅占可预防早逝成因的10%到15%。我们必须关注我们的社区。

在美国，一个人的邮政编码比他的基因编码更能预测他的健康状况。尽管不同邮政编码区域之间的距离可能很小，但在各种不同的健康指标上存在巨大差异：糖尿病并发症、中风、心脏病死亡率、乳腺癌死亡率和婴儿早产率。例如，在2016年，华盛顿特区的人均预期寿命比与之相邻的马里兰州蒙哥马利县短六年（78岁对84岁）。将肤色纳入考虑时，这个差距进一步扩大：华盛顿特区的黑人男性的平均寿命比蒙哥马利县的白人男性少约12年（68.8岁对81.4岁）。这意味着两个人将他们的孙女送到一年级后的情景大不相同。一个人能看到她从高中毕业，而另一个人却不能。

　　居住在个人安全或亲人安全成为持续关注点的社区似乎也会加速端粒缩短。凯瑟琳·西奥尔博士及其同事对路易斯安那州新奥尔良周围各个社区的99名年龄在4至14岁的儿童的端粒进行了测量。他们发现，来自失业率、贫困率和"混乱程度"（如垃圾、破碎的玻璃和封闭的建筑物）高的社区的孩子，与生活在更有秩序和压力较小的社区的孩子相比，患有端粒较短的可能性增加了三倍。

　　营养食物的可获得性和可步行性解释了部分差异。但这并不是全部的故事。食品不平等表明，主要是白人的社区中的超市数量是非白人社区的四倍。而那个位于芝加哥加菲尔德地铁站周围的地区，婴儿死亡率比不到10公里远的阿米蒂奇地铁站附近高出8倍。1939年的HOLC地图清晰地标出了加菲尔德附近的区域。在纽约市，本生活在布朗克斯区，类似的情况也存在，70年代城市的财政困境加剧了结构性投资不足的问题，街道上的压力带来的健康影响持续了几十年。而这种结构性投资不足是由种族主义驱动的，这是我们在第七章中将进一步讨论的一个隐藏因素。

　　在社会健康的社会梯度方面，美国并不孤单。英国流行病学家迈克尔·马莫特爵士和世界卫生组织发现，全球范围内存在不必要的健康不平等。这种梯度存在于国家之间，也存在于国内。存在于城市之间，也存在于城市内部。仅相隔几公里的社区最终产生了相差数年的健康结果。

　　和金鱼缸一样，我们的社区是我们成长、生活、老去、嬉戏和康复的地方。对于我们大多数人来说，搬迁社区是不切实际的。我们努力生活在我们能负担得起的最好的地方，反映了对我们来说重要的事物，无论是城市还是农村，繁忙还是悠闲。我们必须在当前的位置上尽力而为。即使我们不能或没有改变位置的愿望，我们仍然可以做很多事情来改善我们所生活的地方。

尽管社会、文化、经济和政治选择塑造了我们的环境，但我们也在塑造它们。乍一看，提出对社区进行更大结构性改变以使其成为更健康的居住地似乎有点令人生畏，但积极的变化也是社区的一部分。关于可以做些什么，人们已经有了很多想法。

挑战在于如何恢复社区，使人们可以拆掉防弹玻璃，开设咖啡馆和商店，而不会"驱逐"所有居民。新贵化将低收入居民替换为高收入居民，这会导致连续流离失所的风险，使穷人更穷。为了抵消这一点，在华盛顿特区西南部等一些城市出现了"零流离失所"运动。市政规划者在公民团体的敦促下，需要在特定区域内最大限度地减少现有居民的流动，创建市场价房和经济适用房的混合体。目标是帮助保留社区的独特之处，同时使其成为一个更安全、压力更小和更健康的居住地。

社区并非固定不变，也不孤立存在。正如心理医生明迪·富里洛夫博士在研究城市作为健康和疾病源头的工作中所说，"地理是动态的"。城市就像一个活生生的有机体，地方会根据人们的选择而改变。一个人拥有比其所意识到的更大的力量。富里洛夫博士继续说："一个人可以召开一次会议。"或者种些花，或者办个派对。这是我们每个人都可以采取行动改善健康的机会，并在这个过程中有一些期待。

为了让我们的社区压力更小，更像一个团体，我们需要相互投资。就像房子和家的区别一样。这就是普通市民团体在建立联系和帮助减少暴力方面发挥强大作用的地方。纽约大学社会学家帕特里克·夏基发现，在1990年至2015年间，美国犯罪率大幅下降主要得益于社区居民和组织。他的研究表明，以社区团体形式出现的居民对全国的谋杀率有着重要的影响。在人口超过10万的城市中，每增加十个非营利组织，谋杀率就会下降9%，暴力犯罪率下降6%。这与其他研究相呼应，例如在费城，通过清除垃圾、粉刷外墙和加固入口等措施修复废弃建筑物的计划几乎减少了40%的社区枪支暴力。此外，靠近"整洁和绿化"区域的房屋的价值几乎增加了20%。社区联盟、篮球项目、老年舞蹈团体、社区清洁、课后辅导、音乐节等都在改善社区联系和社区生活方面发挥作用。它们使社区感觉更安全、更有趣。

2004年，富里洛夫博士和一群志愿者创建了"攀登计划（Project CLIMB）"和上曼哈顿的"长颈鹿小径"，这是一条串联了大约六公里步道的、模糊地呈长颈鹿形状的、横跨七个公园的城市远足径。"长颈鹿小径"穿越了先前被划为"红线区"的投资不足的哈莱姆和华盛顿高地社区，这些社区在20世纪80年代流行可卡因，导致犯罪升级和个人安全下降。产生徒步旅行的想法部分是因为他们看到了一些邻里公园破败的状况，如破旧的楼梯、未清理的小径、关闭的步行桥和生锈的游乐设备。这个想法是为了引起人们对公园的关注，并帮助将地理上接近但历史上孤立的社区与年度的"徒步登高"（Hike the Heights）庆祝活动联系起来。

在六月一个温暖的周六，瑞恩和我与来自纽约市各地的多样化徒步者组成的一群人一起沿着"长颈鹿小径"走到了最后的社区聚餐地。我们与一位70多岁的名叫卡门的妇女一起走了很长的一段路程，她的孩子在华盛顿高地长大，现在她每年都和她的孩子和孙子一起参加"徒步登高"。当我们进入一个下沉的游乐场时，其他徒步者用欢呼声、音乐、舞蹈、食物、脸部绘画和当地艺术家和孩子制作的纸浆长颈鹿来欢迎我们。这一刻的魔力向我们展示了一个社区最好的一面，它不仅仅是一个物理的地方，还是一种社区和联系的感觉。

攀登计划与纽约市公园部门和纽约修复项目组，实际上正在帮助修复曼哈顿和布朗克斯之间的历史步行天桥——高桥（在2015年重新开放）。甚至在布鲁克林的布朗兹维尔（黛西生活的地方），也有一种本土化的努力，逐步通过创意来改善社区：从色彩斑斓的壁画到在城市花园中种植的甘蓝，再到孩子们眼中闪烁的社区自豪感。

如果你在一个新地方，你也可以创造社区。

从波士顿搬到纽约市后，普里亚·帕克和她的丈夫阿南德·吉里达哈达斯决定开始过一种叫作"我在这里"的日子，从而了解这个新城市。这个想法始于他们俩的一次探索五个行政区的十二个小时的旅程。很快，他们的朋友们也加入其中。游戏规则包括放下电子产品和待办事项、全程参与、与身边的人交谈和抱着冒险、期待和惊喜的心态参与。当然，还要尊重所访问的社区。

在他们的旅途中，他们闲逛到商店、咖啡馆、犹太教堂和白天的舞会中。他们欣赏涂鸦、艺术博物馆和裸体雕塑。他们品尝了新食物，尝试了新的啤酒，以崭新的眼光看待纽约。如果你有兴趣在你所在的城市尝试类似的事情，可以查看他们的博客（#IamhereDays），获取灵感和相关信息。

认识到整个城市都是同一个社区的一部分，促进人际关系，这些都是掌握健康的隐性因素的基础。这也很有趣。

就像我那只命运不济的金鱼史努比一样，作为人类，我们常常置身于我们最初几乎没有控制权的环境中。然而，我们生活的地方对健康有着深远的影响。我们的社区是我们健康最重要但却往往被忽视的因素之一。它们影响着我们的身材、期望、机会、安全、心理健康和寿命。西方医学仍然希望生物医学的进展能够治愈癌症、心脏病、高血压等疾病。与此同时，大量的公共卫生数据表明，我们可以调整我们的日常选择和环境，以促进健康。这首先要关注我们的社区。正如富里洛夫博士所说："迈出一步，其余的就会随之而来。"

接下来我们将看到，一个健康的社区不仅取决于我们生活和娱乐的地方，还取决于我们如何相互对待。

扩展你的工具箱：生活与娱乐

花点时间思考一下你所在的居住地和你的邻居。你喜欢的哪些方面让你感觉它像一个社区？你如何培养更多的归属感和对居住地的联系？

· 在你的社区四处走动，想象如何美化它。像对待一个生命一样照顾它。捡起垃圾，种植花朵，覆盖涂鸦，组织画一幅壁画，或者张贴一张向过路人传递积极信息的标语牌。

· 寻找农贸市场，支持社区花园。如果你有时间，可以做志愿者。打电话给当地组织，问问是否可能让其中一个组织来参观你的社区。

· 花时间与大自然接触，这对身体和心理健康都有好处。如果你不能外出，就把大自然带到你身边。买一盆植物或送人一盆。如果你有孩子或孙子，让他们参与其中。

· 培育你所在社区的公共绿地，如公园、步行道、自行车道或露台。如果绿化不足，考虑如何增加绿化。如果有空置或被垃圾填满的地块，召集一些邻居或当地企业一起帮助清理和美化。让社区的孩子们参与其中。教别人树木和草坪如何提升社区的安全性。

· 与其他当地父母一起创建一个亲子社区服务小组。正如一个这样做的妈妈所说："社区和社区服务一举两得。"

· 庆祝社区中的积极事物（比如新美化的地块或特殊的历史片

段），给人们带来激励。举办派对或游行。向新邻居介绍自己。请教在社区里见证了它的变化的老人。

· 如果你看到街上有人要钱，给他提供一些小吃或水。问他的名字。如果你没有任何东西，告诉他你希望能帮助他。你可能是他今天遇到的唯一善良的人。如果一个人看起来不舒服，问问他是否有事，或者是否需要你帮忙打电话求助（无论付款能力如何，急诊部门都必须接待病人）。如果不是紧急情况，看看你的城市是否有帮助热线，可以报告有人需要帮助。

· 注意你在城市中的出行模式，你去过哪里，哪些地方没有去过。穿过马路，拓宽视野。尝试一条新的上班或购物路线，这样你就可以用崭新的眼光看待你的社区。考虑参观一个新的公共图书馆、游乐场、狗公园或咖啡馆，探索你的家乡。寻找"最好的"比萨或一杯咖啡或一份煎饼，看看这个搜索将带领你去哪里。带上一个朋友或你的孩子，让这成为一个下午的冒险。与你所遇见的人交谈。

· 如果你养了一条宠物鱼，请给它一个适当大小的鱼缸。学习如何处理水，让它能够茁壮成长。（愿史努比安息。）

第七章
公平：按照黄金法则生活

人们会忘记你说过的话，人们会忘记你做过的事，但人们永远不会忘记你让他们有何种感受。

——玛雅·安吉洛

在我读医学专业的第三年，资深外科医生劳伦斯·麦克威严地站在一小群学生前面，身穿整洁的白大褂，他的头发梳得整整齐齐。他以苏格拉底式的方法灵活提问我们有关各种手术程序和外科疾病的问题。他迅速地轮流点我同学们的名。麦克医生问的每个问题，我都在心里正确地回答了。我也预测到了后续的问题。我兴奋得像是一名参加游戏节目的即将赢得去牙买加度假机会的人。我感觉自己无敌了。我漫长的学习时间终于要得到回报了。

只是，我从来没有被问到问题。

在整个教学过程中，麦克医生从未与我进行眼神交流，也没有承认小组中的几位女性。我感到失望和愤怒，我的脸因此而发烫。

下一次会议也重复了这个模式。我的沮丧变得难以忍受。毕竟，麦克医生的反馈意见决定了我们的成绩，而成绩又决定了住院医生的前景。已经完成轮转的朋友们告诉我，不要把这种冷落当成个人的事。"每个人都知道他忽视女性。他一直这么做。"

他对女性学生的待遇让我一想到实习就感到不安。我多次想象着如果再次见到他，我会说些什么。几年后，在一个鸡尾酒会上，我碰到了他。我们聊起了他的金毛猎犬莫莉。在我们交谈的过程中，我意识到他并不是一个可怕的人，甚至没有明显的性别歧视倾向。他自豪地谈起妻子的新小说，以及他女儿决定主修工程学的事实。我开始为他的行为找借口。也许这是一种时代的问题，他不想让女性陷入困境？当我鼓起勇气提起实习时的事，他似乎感到惊讶，对他不公平的对待毫不知情。

在日常生活中被视而不见不仅仅是令人讨厌的，它对我们的职业和健康也有重大影响。正如在第四章讨论的研究所示，我们在工作中的地位与我们的身体之间存在着实质性的联系。这意味着我们中的许多人都面临风险。例如，在职场中普遍存在的性别差距从早期就开始了，尤其是在科学和学术领域。我仍然感到愤怒，每当我想起一位主要医院的科室主任告诉我，如果有"更多合格的女性"，他就会雇用更多女性担任领导职位。我想喊道："但是有合格的女性啊！"问题在于，当符合现有模式的人不合格时，人们很容易忽视合格的人才。

耶鲁大学的研究员乔·汉德尔斯曼在2012年发表了一项聪明的

实验，以证明这一点。她给六所大学的127位男性和女性教授相同的简历，唯一的区别是一个申请人叫詹妮弗，另一个叫约翰。无论是男性还是女性教授，都普遍认为詹妮弗的能力较差，并为她提供较少的工作机会和指导机会。更甚的是，詹妮弗在相同职位上的年薪比约翰少3730美元。即使是自认为客观的科学界人士也存在偏见。

显然，偏见不仅存在于性别方面，而且在种族和族裔方面尤为明显。一项研究发现，没有犯罪记录的非裔美国男性获得工作面试的可能性比有犯罪记录的白人男性要小。另一项研究发现，拥有像艾米丽或格雷格这样听起来更白人化的名字的人，相比拥有拉基莎或贾马尔这样名字的人，即使他们的简历完全相同，也更容易收到面试邀请。另一项来自2011年的研究表明，当一个典型的白人名字或一个典型的阿拉伯名字出现在两份相似的简历上时，阿拉伯男性申请者需要发送两份简历才能得到一个白人男性申请者的回复。研究发现，拥有一个听起来更白人化的名字相当于给简历增加了八年的工作经验。未经纠正的个人偏见共同造成了制度性歧视。

制度性歧视造成了"薪酬差距"。2015年，美国人口普查局发现，在众多行业中，全职全年工作的女性每赚一美元，相比于同职位的男性，只能拿到约80美分。根据皮尤研究中心的数据，一个女性在职业生涯中需要多工作5到6年才能赚到与男性相同的金额，而在退休时她仍然拥有更少的金钱。对于非白人女性来说，薪酬差距甚至更大，估计每个白人男性工人赚到一美元，一个黑人或拉丁裔女性只能赚到48到56美分。

有人将薪酬差距归因于职业模式，称女性更有可能在家庭中休假或减少工作时间。然而，对于在各自领域中处于顶尖地位的女性专业人员来说，这种差距更大，无论是企业高管、学术部门主任还是奥斯卡提名女演员。2017年，女演员米歇尔·威廉姆斯的片酬比她的男性合作演员马克·沃尔伯格低得多，两人参与同一次重拍，沃尔伯格获得150万美元，而她只得到了大约1000美元，相当于每天80美元。

这种差异并不是个案。当研究人员在各个领域控制教育和经验这些变量时，性别薪酬差距仍然存在。根据目前的增长情况，美国的性别差距将在43年内消除，大约在我现在10岁的儿子马克斯开始考虑退休的时候。而某些地区的情况更为落后。在怀俄明州，这个以"平等之州"为座右铭的地方，性别薪酬差距消失需要大约136年的时间。到那时，我的曾孙女将接近退休年龄。

有一点我最初没有理解的是，"薪酬差距"实际上是伪装起来的"健康差距"。为公平的薪酬而奋斗，就是为了更好的健康。几十年来，医生们已经注意到女性比男性更容易患抑郁症和焦虑症。研究显示，女性患抑郁症和焦虑症的概率约是男性的两倍，这一情况从青少年时期开始，并持续整个生命周期。然而，值得怀疑的是，迄今为止，寻找导致女性患抑郁症的激素或生物学标志物的研究尚未找到明确的罪魁祸首。部分差异可能是由于男性抑郁症患者的低就诊率。但新出现的证据表明，差距可能更多地与我们的钱包有关，而不是我们的大脑。

哥伦比亚大学进行的一项研究调查了情绪障碍与性别工资差距之间的关系。研究人员利用对22581名在职成年人的调查数据，研究了性别歧视对情绪障碍的影响，这种歧视通过收入差异反映出来。他们发现，相比同样具备资质的男性而言，收入低于男性的女性患抑郁症的风险大约是其两倍半，患焦虑症的风险则是其四倍。即使在控制了年龄、职业、教育和家庭结构的差异后，这些发现仍然存在。与此同时，在工资相等的女性中，没有增加的抑郁或焦虑风险。这项工资差距研究以及其他类似研究表明，女性情绪障碍人数更多可能是由于社会不公平，而非潜在的生理原因。这些发现也与显示经济不平等程度较低的国家具有更健康结果的数据一致。

同工同酬是一个健康问题，但是你上次什么时候看到有人因工资进行身体检查呢？

那么，为了最大化女性的健康，如果男性和女性在职场上互换位置呢？不要那么着急。在一个具有讽刺意味的转折中，短期内似乎更有利于男性的经济体系可能会导致这些男性在长期内走向失败。在包括美国和英国在内的发达国家，男性的死亡率在各个年龄段都较高，平均比女性早七年左右去世。这些发现包括心脏疾病、癌症和自杀等所有死因。

目前的医学模型暗示健康结果具有不同的潜在遗传基因。男性身体的某些特点（睾丸激素水平通常被认为是罪魁祸首）使得男性寿命较短。然而，研究表明，早逝风险可能更多与我们的文化有关，而非生理因素。社会中高程度的男权主义或性别不平等与男性全因死亡率的增加相关。社区越平等，例如以色列的一个集体农场，男性越可能与女性一样长寿。也许高日常应激负荷（压力）的"风化"效应——即压倒男性的经济负担的净影响——会导致过早衰老和死亡。证据表明，一个更加平等的文化对每个人来说都不那么有压力。那么，我们是如何让我们的个人偏见阻碍我们的呢？

偏见是一种先入之见，影响思维、情感和行为，它有不同的形式。最明显的是明显偏见，这是对一群人的有意识的态度。有时它可能看似积极，比如人们认为女性比男性更有照顾能力，或者亚洲学生擅长数学，但它是明显的刻板印象。明显偏见或偏见可以在你面前表现出来：儿童游乐场上的纳粹符号，非裔美国历史博物馆前的绞索，或者硬件店橱窗上的"禁止同性恋进入"标识。明显偏见是公然的歧视或仇恨：性别歧视、种族主义、恐同、排外主义、反犹太主义或伊斯兰恐惧症。尽管个人也扮演一定角色，但歧视性的"吉姆·克劳"法案①以及相关政策和实践也助长了明显偏见。

此外，隐性偏见，也称为无意识偏见，是一种更直观、自动的态度或行为。与明显偏见相比，隐性偏见所带来的社会污名可能与一个人有意识的言论信念相矛盾，这使得它很棘手。你会想，"这刚刚发生了吗？""我是不是太敏感了？""或者真的吗？"。它悄悄地出现在日常经历中的轻视之中：在工作中，在课堂上，在面试中，在与同事一起去酒吧时，在购物时，甚至在医生办公室。你

---

① 泛指1876年至1965年间美国南部各州以及边境各州对有色人种（主要针对非洲裔美国人，但也包含其他族群）实行种族隔离的法律。

对某件事情不对劲的想法一直萦绕在心头。这是微妙的行为和社交习惯，暗示了潜意识态度。比如"他表现得好像我很幼稚"或"他在嘲笑我吗？"或"她害怕我吗？"持有隐性偏见的人通常对自己的行为毫不知情，这可能与其明确的言论相矛盾。

隐性偏见也渗透到医院中。专业精神是医学的基石。作为医生，我们有义务利用知识和技能造福和治愈所有需要帮助的患者。成为一名医生意味着努力公平对待所有患者，即使在困难的情况下也是如此。然而，就像健康发生在一定的背景下一样，教育也是如此。无论背景如何，医学生在培训中可能会从中学到一些意外的东西——如何对待患者的不同。哈佛大学精神病学家爱德华·亨德特博士的研究表明，医学生在医学院学到的很多东西都来自非正式的"隐性课程"或无意识的日常教训，它们传达了一种无声的文化。换句话说，一个眼神转动通常比一个课件更能教育人。

关于医生的偏见如何影响患者互动的数据非常丰富。研究表明，当医生对患者持有隐性偏见时，他可能表现得更为权威，主导对话，对患者的医疗决策参与较少，或者提供低水平的医疗护理。例如，《新英格兰医学杂志》上的一项研究发现，医生在处理胸痛时会根据种族和性别采取不同的管理方法，尽管从医学角度来说，并没有理由这样做。值得注意的是，医生推荐黑人女性接受心脏治疗的概率比白人男性要低40%。

偏见也可以表现为行为的遗漏。例如，研究人员发现，有同性伴侣的患者通常不会被询问常规健康筛查问题。或者，一个高功能自闭症患者可能不会被列为符合器官移植名单的候选人，尽管这并不是排除的标准。说非英语语言的患者可能会被推迟护理，而后来的英语母语者会被优先看诊。医疗环境中对肥胖者的社会污名使他们不愿意寻求医疗服务。对精神疾病患者的偏见仍然是医疗保健的一大障碍。

　　此外，有关人们被过度诊断精神疾病的问题也存在。非洲裔美国人被诊断为精神分裂症的概率是白人患者的四倍。并且没有任何像样的证据表明这是由于潜在的基因因素造成的。这可能更多地与我们社会中的隐性因素有关，并且有证据显示我们对于疾病的标准在不同肤色之间的应用不均。因此，临床医生的无意识偏见可能会导致他将较低概率地诊断非洲裔美国患者只是患有情感障碍等情绪障碍，而较高概率地诊断他们患有精神分裂症等精神障碍。看起来微妙的"他者"感会影响医生的思考。一些研究人员认为，无意识的偏见在解释为什么有色人种患者在创伤性损伤后更有可能在医院中死亡方面起到了一定的作用。他们的症状可能不会得到医生的怀疑，并且常常被忽视。

　　作为一名医学实习生，我曾经有一个来自孟加拉国的四十多岁的患者因胰腺炎住院。奥马尔是一名出租车司机，每天都寄钱给他在家乡的家人。每天早晨，我们的团队都会去看望他，他会因疼痛而扭动，并告诉我们他快要死了。但是护理人员报告说，当我们离开并且他认为没有人在看着时，他看电视时看起来很舒服。我们的印象是他在夸大其词。他觉得我们不愿意帮助他，并因此变得越来越有敌意。因为他的行为非常令人讨厌，我们就会避免额外地探访他的房间。我们下午没有时间去他那儿查房。他住院几天后，早班护士在他的房间里发现他已经去世了。我们无法联系到任何家人验尸。多年后，我仍然想着我们错过的东西和未说出的所有内容。偏见在他的死亡中起了什么作用？

　　在工作中、驾车时或者只是在迷你商店里买零食时，人们面对日常偏见是很有压力的。在20世纪70年代，哈佛大学的精神病学家切斯特·皮尔斯博士希望研究有色人种所经历的日常冷落和非言语侮辱。为了描述这些微妙的日常种族歧视事件，他创造了"微攻击"这个术语。不幸的是，皮尔斯博士自己也深受歧视的痛苦。在哈佛大学读本科的阶段，他参加了1947年在弗吉尼亚大学举行的首场融合比赛。在那个历史性的事件中，由于他的肤色，他不得不和队友住在不同的宿舍里。皮尔斯博士假设，这种日常冷落会随着时间的累积导致不良的健康结果，就像千刀万剐一样。

　　哥伦比亚大学教授和多元文化学者德拉德·苏博士进一步发展了皮尔斯博士的早期研究。作为在20世纪50年代定居在俄勒冈州波特兰的中国移民的孩子，苏博士在成长过程中遭受了其他孩子对他种族的嘲笑。作为一名心理学学生，他开始研究偏见是如何持续存在的。他的研究揭示了一系列"短暂而普遍的日常言语、行为或环境的侮辱，无论是有意还是无意"。这些通常可以归为微攻击、微侮辱和微失效。苏博士的研究帮助启发了哥伦比亚大学学生发起的一个名为"MicroAggressions.com"的流行博客，该博客展示了"社会差异产生的方式"。目标是在"我们的日常互动"与"更大的体制"之间建立联系。换句话说，我们每个人都起着一定的作用。

以下是一个场景。阿迈德是一个年轻人，要求他介绍自己的人，包括老师和教授，经常问他来自哪里。当他回答"这里"的时候，他们会回答："不，我指的是你的出生地。"一个亚裔美国作家感觉自己在从未看到过以亚裔美国人为主角的电影或书后，已经形成了"配角情结"。在一次工作场所的多样性培训中，一个自认为是同性恋的男性与他的小组分享说，"同性恋"这个词对他来说是冒犯性的。一个异性恋参与者持不同意见。尽管每个事件本身似乎相对较小，但当它们放在一起时，它们展示了偏见的更大图景。就像20世纪90年代的"魔法眼"海报，当你长时间盯着一个随机的图案时，突然会出现一个立体的鲨鱼。微攻击，随着时间的推移，会产生宏观攻击。

时间证明了皮尔斯博士和苏博士是正确的。在一个让你感到威胁、骚扰或不受尊重的文化中生活产生的日常麻烦对身体产生了影响。报告遭受歧视的个体患病率更高。它导致下丘脑-垂体-肾上腺皮质（HPA）轴、皮质醇水平、细胞因子、葡萄糖水平和血压反应的慢性激活，进而引发中风、癌症和心脏疾病等一系列健康问题。

歧视的隐性健康代价也会严重影响后代。2001年9月11日的双子塔袭击后，被认为是美国阿拉伯裔的人们经历了反弹的骚扰和暴力。在一项令人瞩目的研究中，对社会歧视对健康的影响感兴趣的研究人员比较了"9·11"之后六个月内与一年前同样六个月的加利福尼亚州的出生证明。他们发现令人震惊的结果。有阿拉伯音名字的女性生下低体重婴儿的可能性比前一年增加了三分之一。低体重与后来的一系列健康问题相关。如果孩子有一个独特的阿拉伯名字，风险会进一步增加，这表明了更强的族群认同和潜在的歧视。其他族群没有受到影响。毫无疑问，并不是所有的女性都直接经历了骚扰，但文化变迁似乎已经渗入了子宫。无论是宗教、种族、经济、性别、性取向还是移民身份，感到不受欢迎会增加人们患病的风险。

我认为我对人和情况有自己的看法。大众观点会影响其他人，但不会影响我。然而，越来越多的证据挑战了这种观念，并表明我们都存在盲点。研究人员安东尼·格林沃尔德博士（华盛顿大学）、马哈齐林·巴纳吉博士（哈佛大学）和布赖恩·诺塞克博士（弗吉尼亚大学）研究社会认知或人们意识之外的思想和感受。他们一起找到了一种测试隐性偏见的方法。这个想法是，认识到大脑深处潜藏的秘密观点是控制它们的第一步。

研究人员开发了一种被称为“内隐联想测验”（Implicit Association Test, IAT）的标准化测验，可以在网上免费进行。在不到十分钟的时间内，你会被展示一系列单词或图片，并有几秒钟的时间将它们迅速分类到简单的类别中。这个时间不足以让人思考，只能做出一个即时的决定。根据你将正面和负面的词语与主体（如黑人和白人面孔）联系起来所需的时间来评分。

IAT不能预测个人的行为，但它是一个很好的讨论起点。这个测试很简单，但它挑战了我们对自己的看法。在进行考试之前，有一个不祥的提示。用户必须点击一个按钮，接受以下声明：我意识到可能会有人对我的IAT表现做出我不同意的解释。我们可能认为自己没有偏见，但我们的测试表现显示出了不同的情况。似乎每个人都有潜意识的偏见。不论年轻还是年老，学生还是教师，民主党还是共和党，研究表明我们都有内隐偏见。没有人是免疫的。

尽管偏见是人类的一部分，但似乎甚至人工智能（AI）也可以像喝了几杯玛格丽特酒后的"玛蒂叔叔"一样行事。例如，从事自动化语言系统（如谷歌翻译）的软件的工程师必须定期对其进行干预，以减少无意识的偏见。如果由其自己的算法决定，AI系统更可能将男性代词与诸如领导者、老板、导演、医生、程序员和总统等词语联系起来，将女性代词与助手、帮手、员工、护士、同事和教师等词语联系起来。研究人员发现AI会将女性与家务劳动联系在一起，并做出严重的刻板印象的年龄和族裔的假设，比如将"墨西哥人"和"非法移民"联系在一起。事实是，自动化机器并不是种族主义者或性别歧视者，只是综合了互联网上数百亿文字中传达的广泛主观偏见。它是从我们身上学习的。

在我的公共卫生培训中，我进行了一系列的IAT，结果让人大开眼界。作为一个金发碧眼的女性，在我在美国南部的种族分裂环境中长大的过程中，我惊讶地发现自己在几个测试中没有显示出种族或民族偏见。尽管这并不意味着我可以放任自流，但这让我感到安心。

　　然后，正如警告所预示的，认知失调来临了。它仍在我耳边回荡。在性别测试中，我显示出相对较强的偏见，将女性与家庭联系起来，将男性与事业联系起来，这与我坚定的女权主义信仰相矛盾。它也与我的经历相矛盾：我爸爸是我主要的照顾者，而我妈妈在外工作。现在我有了自己的家庭和事业，我喜欢我的丈夫是个平等的伴侣。所以当我看到我的结果时，我感到震惊。毫无疑问，这一定是个错误。所以我重新进行了两次测试，结果相似。一个相关的测试得出了类似的结论。为什么会存在如此明显的差异呢？

　　这并不一定让人感到安慰，但在无意识的性别偏见上，我并不孤单。有一半的人在IAT中表现出中等或较强的将女性与家庭联系在一起、将男性与事业联系在一起的偏见。相反，百分之二的受访者中有些人中等或较强地将相反的情况联系起来：将男性与家庭联系在一起、女性与事业联系在一起。即使考虑误差，这在统计上也是显著的。难道我也受到了文化的影响，无意识地内化了性别偏见吗？

　　很可能确实如此。正如格洛丽亚·斯坦姆所说："如果没有内化其中的一部分，你就不可能使一半的人类屈服于另一半。"看来，当社会反复传递一个消息，告诉你世界应该是以某种方式运作时，你很难不在大脑深处接受它。就像在你最喜欢的电视节目中间出现的潜意识"快餐广告"一样。或者像一个大脑皮质盲人能够接住他看不见的球一样。我们吸收我们周围的文化，有时候是无意识的。

在1952年的一次审判中——这个审判最终成为布朗诉教育局案的证词——纽约一位备受尊敬的心理学家肯尼斯·克拉克博士作证。律师们，包括未来的最高法院大法官瑟古德·马歇尔，要求这位温和的学者解释一下"洋娃娃实验"。一位辩护律师事后回忆说，起初他以为这个请求是个笑话。克拉克博士解释说，他和他的妻子玛米·克拉克博士设计了这项研究。

暂时停下来，很难过分强调克拉克夫妇的成就和突破性。他们是杰出的学者和领导者。在他们的众多成就中，他们是1940年和1943年在哥伦比亚大学获得心理学博士学位的第一位和第二位非洲裔美国人。他们是情商和"无须道歉的善良培训"的早期倡导者。在1984年的一次电视采访中，早在AI出现之前，肯尼斯·克拉克博士说："人类面临的最危险情境之一就是利用和培养排除了道德敏感性的智力。"他们为本章的许多研究铺平了道路。

在"洋娃娃实验"中，年龄在六到九岁之间的有色男孩和女孩被展示了两个完全相同的婴儿玩偶，唯一的区别是一个玩偶皮肤较暗，另一个玩偶皮肤较亮。研究人员向孩子们提出一系列关于他们对这些玩偶的感受的问题。当问孩子哪个玩偶看起来"好看"时，一个接一个的孩子都指向了白色的玩偶。当问哪个玩偶是"坏的"时，他们指向了黑色的玩偶。最后一个问题是，研究人员问孩子哪个玩偶看起来"像你"。在审判中，卡特博士解释了他按特定顺序问每个孩子问题的原因。"在让他们认同这两个玩偶之前，我想先让孩子自由表达他的观点和感受。"在许多次复制实验的录像中，看到任何一个孩子将一个玩偶称为"坏的"，然后用手指指着并瞥一眼承认它看起来像自己，这是令人心碎的。每次都让我喘不过气来。

克拉克博士指出，"一个孩子在六、七或八岁时就接受了对自己所属群体的负面刻板印象。"他警告道："显然在他们所生活的社会中遭受明显劣势地位的人类已经受到了明显的伤害。"他们接受了自己价值较低的信息。这被称为内化偏见。在一个具体的例子中，经济学家史蒂文·杜布纳在2011年的博客中发布了他在网上搜索名为"我的第一个娃娃屋"的玩具的结果。如果房子带有"高加索家庭"的标签，价格为64美元。而带有"非洲裔家庭"标签的同一房子价格为38美元。尽管我们不清楚造成这种差异的原因，因为它们是来自不同的卖家，但仍然令人沮丧。毕竟，克拉克的娃娃研究表明，所有肤色的孩子都更喜欢和白色的娃娃玩。来自IAT的数据显示，大约70%的人在白色皮肤和黑色皮肤之间有潜意识的偏好，包括许多有色人种。

内化偏见对健康有真实的影响。例如，研究表明，对自己所属群体存在高度内化偏见的人显示出生物学上的变化，例如增加的葡萄糖不耐症、肥胖和抑郁症发病率。他们也更有可能过度饮酒。此外，一项针对30至50岁之间的92名非洲裔美国男性的研究考察了高度内化偏见和现实世界歧视之间的关系。那些经常在工作时、寻找住房时和公共场所经历歧视，并且具有高度内化偏见的人，其端粒显著较短。从生物学的角度来说，他们的生理年龄比实际年龄要大

1.4到2.8岁。有趣的是，那些受到高度歧视但内化偏见较低的人——换句话说，拥有更积极自我形象的人——似乎并没有显著较短的端粒。

内化偏见还可能影响到所接受的医疗保健质量。根据哈佛大学的一项研究，对黑人存在高度潜意识偏见的医生更不可能治疗黑人患者。甚至有大量证据表明，黑人医生对黑人患者也可能持有负面偏见。

感觉不属于某个群体可能以隐晦的方式影响行为。在20世纪90年代初，心理学家克劳德·斯蒂尔博士试图弄清楚为什么密歇根大学的黑人学生辍学率比白人同龄人高出25%。从高中成绩和SAT①成绩来看，这些学生在纸面成绩上看起来相似。但实际上，他知道有25%的学生有辍学的风险。斯蒂尔博士怀疑隐性的文化因素让黑人学生感到不受欢迎，并在潜意识中影响了他们的表现。

为了培养社区意识和接纳感，斯蒂尔博士和他的同事为250名种族多元的大一学生设计了一个"生活与学习"社区，帮助他们过渡到大学生活。该项目提供每周学术支持和"聊天小组"，以讨论过渡问题。研究结束时，参与该项目的黑人学生不仅在大一的成绩上优于未参与该项目的黑人学生，而且他们与白人学生的表现不相上下。换句话说，群体中的归属感似乎使主要的差异消失了。黑人和白人学生之间并不存在固有差异，而是环境因素对行为和表现产生

---

① 也称"美国高考"。

了可衡量的影响。

在一个聪明的后续实验中，斯蒂尔和他的同事以不同方式反复对黑人和白人学生进行GRE①语言考试。他告诉其中一组学生，这个考试测量智力，告诉另一组学生，它并不反映智力能力。果不其然，当将考试标签为智力测试时，黑人学生的表现比白人学生差。当没有标签时，他们的表现同样出色。斯蒂尔将这种现象称为刻板印象威胁，即当一个人无意中以他人对他的认知方式行事时，这成了自我实现的预言。不仅种族可以触发刻板印象威胁，民族、性别、性取向或社会地位也可以。

例如，研究显示，如果某个提醒女性自己是女性的事物在考试前出现，女性在数学测试中的表现会下降。对于参加微积分考试的女性来说，只是在考试前或考试后勾选一个性别的选框会导致女性分数大幅下降。相反，如果事先告诉她们女性通常在考试中表现更好，女性的分数会上升，这是一种刻板印象的推动。对于有色人种的学生也是如此。似乎所有的学生，包括白人男性学生，如果他们相信自己在考试前是某个劣势群体的一部分，他们的表现会更差。如果他们认为自己是某个特殊群体的一部分，他们的表现会更好。在进行任务之前对大脑进行有关负面或正面刻板印象的小提示，会"激活"大脑对接下来任务的影响。从这些数据中可以得出一个想法：如果你担心自己面临歧视，在参加考试或处于某种情境之前，

---

① 美国研究生入学考试。

提醒自己是一个在这个考试或情境中表现良好的小团体或俱乐部的一部分。这不会有害，反而可能会有所帮助。

大脑在面临刻板印象威胁时会陷入困境。试图解读负面刻板印象会消耗心理能量。有点像在智能手机的后台同时运行一堆应用程序。这种干扰会干扰工作记忆。额外的努力去忽视或证明刻板印象会分散注意力，使人无法百分之百地专注于手头的任务，疲劳增加，表现下降。就像第四章讨论的压力现象一样，这似乎是不公平的。

与哈佛大学研究普通种族主义的皮斯博士的假设相似，有意识或无意识地察觉到自己的群体身份会以奇怪的方式影响生理指标。例如，研究显示，当黑人男性面临刻板印象威胁时，比如当一项测试被标记为智力测试时，焦虑感会增加，血压会升高。如果持续存在，高血压会增加心血管疾病的风险。一个在美国生活的黑人面对的刻板印象威胁可能是整天遭遇微侵犯。

《全国妇女健康研究》调查了日常歧视，如感受到不够礼貌、不够尊重和受到更差的服务。该研究发现，报告遭受日常歧视程度较高的黑人女性在血清炎症标志物含量和亚临床颈动脉疾病的发病率上更高。这一情况对医疗界长期以来认为黑人患者在生理上更容易患高血压的观点提出了质疑。

那么，我们如何解释这一现象呢？以下是我们所了解的情况。在美国，黑人婴儿的死亡率是白人婴儿的两倍。2015年的记录显示，这一差距随着时间的推移一直存在。隐性的因素如社区、教育和收入在这种健康差距中发挥了一定作用。然而，事情并不仅如此：数据显示，中产阶级、受大学教育的黑人女性的孩子在第一个生日之前死亡的可能性略高于贫困、未接受大学教育的白人女性的孩子。而这种神秘的健康差距随着时间的推移依然存在。毕竟，2015年出生的黑人儿童的预期寿命比白人儿童短3.5年（见图4）。

有人认为健康结果的差异是由种族之间的潜在遗传差异造成的，这解释了疾病的差异。但是，我们对基因的了解越多，这种观点就越站不住脚。例如，如果他人将有色人种分类为"白人"，即使这并不是他们自己的身份认同，健康差距也会消失。换句话说，

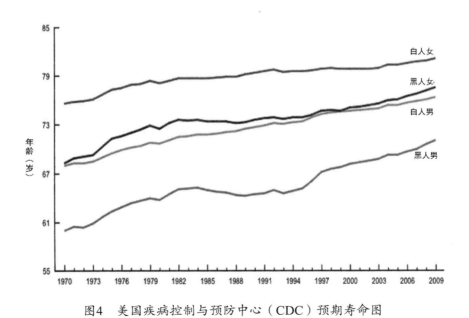

图4　美国疾病控制与预防中心（CDC）预期寿命图

一个"被视为白人"的人会获得显著的健康优势。看起来，健康差距可能更多地反映了文化偏见的内化，而不是独特的生物学差异。

在PBS系列节目《种族——幻象的力量》中进行的一个实验中，DNA研讨会上的学生预测他们在遗传基因上与具有相似肤色的其他人相似。结果显示，肤色没有明显的遗传相关性，许多随后的研究也得出了类似的结论。毕竟，从遗传角度看，人类之间基因上的相似度约为99.9%。宾夕法尼亚州西切斯特大学的安妮塔·福曼博士负责"DNA讨论项目"，她请学生画出他们认为自己的祖先是什么，并且往往对个人身份认同与实际遗传结果的不匹配感到震惊。许多人现在通过商业化的DNA测试工具在家中自行发现这一点，他们得到了意外的结果。

医学在历史上常常将社会差异误认为潜在的遗传差异。但是，除了肤色之外，没有一致的遗传标记物来定义种族。换句话说，在显微镜下，黑人和白人是没有意义的。基因型（基因包含的内容）与表型（个人的外貌）不一致。两个肤色相同的个体之间在基因上的共同点可能比两个肤色不同的个体之间的还要少。遗传学的进展强化了"种族"是一种社会构建而非生物学构建的观点。

在20世纪20年代的美国，几个南方州宣布，如果一个孩子有"一滴""黑人血统"，他就是黑人。如果同一个孩子从弗吉尼亚州搬到马里兰州，他就突然"变成"了白人。与具有美洲原住民血统的人和血统法相似的混淆定义也曾被使用过，即一个人的"印第安人血统"的数量决定了他的部落地位。事实上，2018年，美国内政部仍然发放"印第安人血统证书（CDIB）"卡。

种族划分更多的是政治问题而不是科学问题。宾夕法尼亚大学著名的种族和性别法学学者多萝西·罗伯茨教授在她的TED演讲中提到，"对疾病具有种族差异的内在观念转移了对造成种族间令人震惊的健康差距的社会决定因素的注意力"。似乎种族从外部看变成了生理特征。

文化不平等如何转化为身体感知的另一个例子是"移民悖论"。这种矛盾可以描述为：从墨西哥、拉丁美洲、亚洲或非洲等地移居美国的人，通常比在美国出生的后代在整体身体和心理健康以及婴儿死亡率方面表现更好。尽管这些移民通常开始时并没有太多的金钱、受教育机会或医疗保障，但他们经历了一种并未传递给后代的优势。那些背井离乡、怀揣希望的父母相信他们的子女在美国会过得更好。也许他们自己的健康状况因为乐观和奋斗而变好。然而，他们子女的健康状况却截然不同。

母亲会在新的地方重新开始如此努力，然后却发现她的子女在新的环境中状况更差，这是难以想象的，但事实却正是如此。尽管看起来非常违背直觉，但最近移民的各个种族群体在身体健康方面的表现比第一代或第二代移民更好。新来的移民婴儿死亡率更低，暴力事件更少，患癌症、糖尿病和早逝的比率也低于非移民或更早期的移民。跨学科的多项研究显示，成为美国人对于在美国生活的未来一代来说是一种风险，可能是因为从出生开始到成年期都存在着歧视和其他隐性因素。在美国出生的子女，遇到歧视问题比他们的父母更为普遍且持久。

流行病学家认为，在美国，不平等文化很可能是我们在经济合作与发展组织（简称经合组织）国家中在出生时预期寿命排名最低的主要原因，尽管我们的人均医疗支出相比其他同样富裕的国家要高出150%。

尽管数据令人沮丧，以下是我发现鼓舞人心的地方。在医院和诊所之外，我们每个人在日常互动和选择中创造了文化。我们可以通过讨论将隐性因素变得明确起来。偏见是一个严重的健康问题，每个人在我们的影响圈中都可以为之做出一些努力。第一步是认识到我在日常生活中如何对待他人对我的健康有影响，而我允许他人如何对待我也同样重要。

有时候我们会遭受他人的偏见，有时候我们也会自己表现出偏见。这是我们既给予又获得的东西。通过意识和勇气，我们有能力直面偏见，无论是在工作场所、学校还是医生的诊室中。要解决这个问题，还需要认识到，作为人类我们经常犯错，即使我们认为自己对社会差异很敏感。

证据表明，种族是社会决定的，这使得我们有动力去假装我们对颜色视而不见。我记得我奶奶在餐桌上告诉我她"不看颜色"，她的意思是人类都是平等的。许多美国人都以最好的意图采取了这种方式。但问题在于我们对自己的偏见视而不见。这就像一个喝醉了的人试图拿车钥匙，大喊"我没事！"，我们很难看到自己的判断可能出了问题。如果我们不直接解决差异，即使我们认为自己是礼貌的，我们可能会造成更多的伤害而不是帮助。种族是主观的，但它有太多的现实后果不容忽视。

对于那些日常没有遭受歧视的人来说，不平等可能感觉像是"那边的事"，是别人应该做些什么的事情，而不是我每天都直接参与多次的事情。但由于偏见的多维性质，我们需要在个人和机构层面上都关注并进行勇敢的对话。我们需要更加努力地解决偏见如何成为健康隐性因素的问题，而不是假装没有颜色差异。咖啡虽然与医院的生死攸关相比较不重要，但在2018年，星巴克认真对待了隐性的刻板印象问题，暂时关闭全国8000家门店，让17.5万名员工讨论隐性偏见。似乎我们都需要更加友善地对待彼此。

不仅仅是我们所说的话很重要，我们的非语言交流也非常重要。例如，一项研究发现，在讨论临终关怀选择时，医生对黑人和白人患者说的话没有区别，但对他们的行为却完全不同。对于黑人患者，医生站在床边或用关爱的方式触摸患者的可能性显著降低。此外，医生花更多的时间双臂交叉，看着护士或监视器。换句话说，他们缺乏非语言上的同情心。

我经常想知道，如果我回到那个无法找到"任何合格女性"担任职位的部门负责人面前，我可能会说些什么。也许我可以向他提及这些研究（毕竟他是一名研究员），或者询问部门是否尝试过现在可用的一些软件（见本章工具箱），以帮助实现多样化的招聘。或许我还可以提出一些建议，介绍一些可以推荐合格候选人的组织或个人。如果你曾经陷入类似的情况中，你就知道这是很棘手的。

但我们越是具体地提出促进长期变革和工作场所包容性的方法，每个人的健康状况越会变得更好。

好消息是，从生物学角度来看，人类大脑天生具备共情能力。就像一个秘密信托基金一样，只要我们记住密码，就可以利用它。神经影像学显示，一块被称为右枕叶上沟（rSMG）的大脑皮层区域对于共情至关重要。它帮助我们设身处地地理解他人，并避免显而易见的社会判断偏见。然而，在我们匆忙或做出快速选择的时候，例如在急诊室里，我们的大脑往往会绕过这个过程，凭直觉做出决策。换句话说，我们持有的刻板印象，不论正确与否，都会引导我们迅速做出决定。神经科学研究表明，人们在压制迅速判断的能力上存在个体差异，不仅在个体之间存在差异，而且与自身相比也存在差异。数据显示，当我们感到疲倦或压力大时，克服偏见就更加困难。因此，我们又多了一个很好的理由将智能手机放下，休息一下。

像爱和善念冥想这样的活动可以帮助我们利用我们的共情储备，并在面对可能会冲动行事的情况时更清晰地思考。正如冥想导师杰克·科恩菲尔德所描述的那样："使用词语、形象和感受来唤起对自己和他人的爱和友善。"通常包括重复诸如"愿我充满爱和善意""愿我快乐""愿我对所拥有的一切心怀感激"之类的短语。一旦你自己处于一个良好的状态，你就可以向他人，甚至是你不喜欢的人，表达一些爱和善意。

"愿你充满爱和善意。"我对跟在我后面贴得很近的人说。

我发现这有点让我发笑，但也让气氛轻松了，并让我避免了一些麻烦。

减少隐性偏见的另一种选择是更换我们默认的形象或经验法则，以便基本上重新调整我们的思维，以应对不可避免的快速决策。以哈佛大学心理学家戈登·奥尔波特博士的工作为基础的数百项研究表明，与多样化群体增加社交互动——尤其是面对面参与共同活动——是减少偏见和耻辱最有效的方法之一。例如，由斯蒂尔博士和他的同事们创建的密歇根大学的"生活与学习"社区。

在哥伦比亚大学医学院，我参与了一项由珍妮斯·卡特勒博士设计的项目，让所有一年级医学生参观"生活博物馆"，这是克里德摩尔精神病中心的艺术品展览，由患有精神疾病的人创作。学生们会以小组形式参观，并由艺术家带领他们参观艺术工作室，回答有关他们作品和影响的问题。这个想法是让医学生看到诊断背后的人。感觉作为一个超越标签的人类被接受，这是非常强大的。此外，积极的联系对我们的健康也有好处。

或许内隐偏见是一个需要改变的坏习惯。这是威斯康星州麦迪逊的研究人员（帕特里夏博士）的观点。一系列研究表明，参与麦迪逊的"打破偏见习惯"干预措施的人与对照组相比，内隐偏见显著减少，且效果持续数月。例如，仅仅参加了一个持续两个半小时的性别偏见减少研讨会后，一个大型公立大学的STEM系[1]在接下来

---

[1] 科学、技术、工程、数学这四个专业。

的两年里增加了近50％的女性教职员工，而未参加该研讨会的系没有这样的增长。接受减少种族偏见研讨会的大学生与对照组相比，内隐偏见得分显著下降，并且两个月后仍更加意识到潜在的歧视。有趣的是，在所有研究中，改变最多的人是那些最关注歧视问题的人，所以读过本章后，你已经超前了。

公平对健康有深远影响，其影响远远超出了诊所和医院所带来的。本章旨在强调健康公平的问题，并开始对话。公平问题的解决方案取决于你在餐桌、杂货店、咖啡店、鸡尾酒会、董事会会议、大学、幼儿园以及其他场所的对话和勇气。要全面了解我们的健康状况，需要认识到情感过程（情感、思想和行为）、身体（细胞、器官和结构）以及我们将在接下来的几章中考虑的隐性因素之间的联系。我们将从探讨在我们的环境中怀有同情心的作用开始。

扩展你的工具箱：实践黄金法则

和平地讨论我们的差异需要巨大的勇气。忽视我们之间的差异将阻止我们充分成为他人的盟友。如果你觉得自己受到歧视，你可以在何处或与谁安全地讨论这种情况？正如我们将在第十章中讨论的那样，和群体分享你的故事能带给你力量。以下只是一些开始对话的想法。

·考虑参加匿名的内隐偏见联想测试，以提高对无意识偏见的意识。警告：它可能会让你重新思考对自己的信念。

·自愿参与和你通常社交群体不同的人一起进行的活动。面对面参与共同活动可以让你以不同的方式看待世界。带上你的孩子，这会改变你的生活。如果时间充裕，考虑加入国家公民服务队、老年志愿服务计划或和平队（请参阅结论章节中我的国家公民服务队的故事）。

·在你所属的组织中，你可以采取什么措施来促进公平的招聘、晋升或薪酬制度？例如，创新型企业正在使用软件（如Textio，一个人工智能驱动的写作工具），在性别和种族上过滤出隐性的偏见。它会进行"性别语气测量"，这是一种解决内隐偏见的巧妙方法（使用这种技术，约翰逊和约翰逊公司的女性雇员大幅增加）。

·了解"打破偏见习惯"的策略，考虑为你的工作场所选择一个以证据为基础的研讨会。

·在应对挑战时，运用自己的共情储备，采用爱和善念冥想等技巧。考虑参加在线或线下的指导课程。

·如果你是医生，考虑加入卡特勒博士举行的研讨会，并与他们讨论如何在你的领域实施类似的项目。

以上只是一些思考和行动的起点。重要的是意识到我们每个人都可以为创建一个更公平、更包容的社会做出贡献。无论是通过自我反省、参与社交活动、参与培训项目还是采取其他行动，每个人都可以成为公平和公正的倡导者。

虽然没有一种万能的解决方案可以立即消除内隐偏见，但通过个人和集体的努力，我们可以逐渐推动变革。

第八章
环境的影响：同情的力量

一把很小的钥匙能打开一扇很重的门。

——查尔斯·狄更斯

精神科急诊室是对肉眼看不见的伤口进行治疗的重症监护室。人们出现在这里的最常见原因是他们缺乏最需要的东西：别人的善良和理解。

那些身体上最受折磨的人往往在背景上有相似之处——受虐待、受歧视、贫困、缺乏健康的食物或住房，或者社交孤立。明显缺失的是爱——那种给予人归属感和目标感的爱。

这就是我看到克罗伊时感到惊讶的原因。

当我们的患者列表上出现"私密"标签时，我的急诊室同事雷扎·阿米吉医生问我能否去看望这位患者。"34岁的女性，曾自杀未遂一次。今早因过量服药入院。清洁工在浴室地板上发现她躺着，周围是一堆空药瓶。我想还有一瓶空的杜松子酒。实验室检查结果还未出来。她已经服用了活性炭。"服用活性炭是一种试图减少肠道中毒物吸收量并降低死亡率的治疗方法。作为一名体贴的临床医生,他说:"我有预感她更愿意看女医生。"

我登录电脑查看她的病历。我点击了"私密"标签,看到克罗伊的姓氏出现。她的父亲是一位走红的音乐家,以欢快的合唱曲调而闻名。她的妹妹萨曼莎是一位著名女演员。克罗伊年轻时有着成功的模特事业。在时尚杂志的照片中,他们的生活似乎是完美无缺的,有着光彩夺目的派对、时尚的服装、高挺的颧骨和灿烂的笑容。我现在想知道这些笑容背后隐藏着什么。我经常想起《绿野仙踪》中的一幕,当多萝西和她的队伍终于到达"伟大的奥兹国"时,舞台开始了一场大规模的烟雾和幻影表演,拉开了一个隐藏的帷幕,一个疲惫的灰发男子在一个小亭子里紧张地扳动一堆杠杆。为了保持幻象,一个庄严的声音说:"不要注意幕后的人。"在精神健康领域工作,我的工作就是窥探那个帷幕后面的事物。有时候,我宁愿让它关闭。

妹妹萨曼莎站在克罗伊的床边。尽管她只是把头发扎成一个顶髻,穿着牛仔裤,但她身上依然有一种迷人的气质,她有那种习惯于被注视的自信。克罗伊躺在床上,被连接到一个发出"哔哔"声的监护器上,正在熟睡。虽然她的脉搏飙升到每分钟130多次,但她看起来很平静。萨曼莎说:"这太突然了。今晚我们本来应该共同主持一场慈善晚会。"萨曼莎早上7点左右接到了清洁工的电话,说她的姐姐昏倒在浴室地板上。幸运的是,她住在离这里只有一个街区的地方，所以她立刻跑了过来。

我看着克罗伊那披散在枕头上的铂金色头发。贴在她鼻子上的鼻胃管悬挂在她那心形的脸上。萨曼莎补充道："我想她一直在储存药片打算服用，她那儿有很多药瓶。" 克罗伊没有留下任何纸条，也没有解释。

萨曼莎轻声继续说道："昨天我们去试了晚会礼服。她看起来很美。她的裙子是这种天蓝色天鹅绒面料的，与她眼睛的颜色相配。我们的朋友亚历克专门为她设计的。她似乎没有抑郁。她看起来……很好。" 萨曼莎的声音戛然而止，她开始哭泣："我怎么又没有预见到这一切？" 我握着她的胳膊，静静地站着。有些风险因素很难被察觉到。

1945年第二次世界大战结束后，英国重新点亮了灯光。随着生活开始恢复正常，人们再次在夜晚开启家庭和街道照明，不再担心引起敌方势力的不必要注意。节日期间，节日灯光照亮了城镇广场。人们又开始晚上外出见朋友、参加派对。有了更多的空间，研究人员可以更全面地思考人们的健康问题。这时，流行病学家清楚地看到了一个无法解释的问题：肺癌死亡人数的激增。1922年，英国有612人因该病死亡，而到了1947年，有9287人死亡。肺癌的发病率猛增了15倍之多，政府官员对原因一无所知。英国成为人均肺癌发病率最高的国家，而全球各地的发病率也急剧上升。

1947年夏天，在纽约市，医学生恩斯特·温德尔在贝尔维尤医院地下室进行暑期轮转。在那里，他目睹了一位死于肺癌的男子的尸检。恩斯特经历了很长的旅程才来到这一刻。在他还是个十几岁的少年时，他的家人逃离纳粹德国，以避免宗教迫害。作为新泽西的一名新移民，恩斯特决定把自己的一生奉献给帮助他人。他申请了医学院，并被圣路易斯华盛顿大学录取。他在纽约参加了一个暑期实习。那天，恩斯特坐在凉爽的房间里，看着病人被烟熏黑的肺部，思考着病人的遗孀说的话。那个人的妻子说他每天吸两包烟。每天吸两包烟似乎是一个奇怪的巧合。恩斯特一直在思考这个问题，他想到如果他查看其他死于肺癌的病人的病历，也许他就能找到一个模式。回到圣路易斯，他找到了伊瓦茨·格雷厄姆医生，一个致力于肺癌患者治疗的开创性胸外科医生，他被认为是外科手术界的查尔斯·林德伯格[1]。作为一个医学生，恩斯特大胆地请求格雷厄姆医生让他查看病人的病历，以寻找相关联系。起初，格雷厄姆医生拒绝了，但在恩斯特的坚持下，他怀着怀疑的态度同意了。

现在我们必须暂停一下。

现在看来，答案显而易见，那就是吸烟有害健康。当然，这太明显了。但当时并不是这样。在1948年，大约80%的男性吸烟。医生也不例外。伊瓦茨·格雷厄姆医生本人也是一个烟民。那些不吸烟的人周围弥漫着二手烟。20世纪40年代的香烟就像今天的手机一样无处不在。与吸烟不同，当时主要的假设是肺癌发病率的增加是由汽车尾气、新路、工厂或煤火的污染增加所致。吸烟有害的想法似

---

[1]　美国飞行员与社会活动家，首个进行单人不着陆跨大西洋飞行的人。

乎是牵强的。在20世纪30年代，苏格兰医生莱诺克斯·约翰斯顿首先认识到尼古丁具有成瘾性，并建议禁止吸烟，但他领先于他的时代，广受嘲笑。

1950年5月，享有声望的期刊《美国医学会杂志》发表了温德尔和格雷厄姆的重要研究《吸烟可能是支气管肺癌的病因之一：一项关于684个确诊病例的研究》。从现代的眼光来看，结果似乎过于明显。

1950年9月，就像温德尔和格雷厄姆一样，两位英国研究人员理查德·多尔博士和奥斯汀·布莱德福·希尔博士在《英国医学杂志》上发表了一份初步报告，也发现吸烟与肺癌之间存在着强烈的联系。然而当时公众、政府机构甚至许多医生都忽视了这些具有开创性意义的研究。即使是其中一位主要的研究者，伊瓦茨·格雷厄姆博士也继续吸烟，直到1952年才戒烟。然而，正如格雷厄姆博士后来写信给他的合著者恩斯特·温德尔时所说，为时已晚。1957年，格雷厄姆博士因肺癌去世，这个疾病是他作为一名外科医生终身致力于与之抗争的。

由于许多医生吸烟且很容易找到他们，多尔和希尔决定将他们作为研究对象。为了跟进他们最初的发现，这个团队开始追踪一组由4万名男性和女性医生组成的队列。这项名为"英国医生研究"的研究进行了50年（1951年至2001年）。在研究进行的几年内，重度吸烟者明显呈现出一个不可忽视的模式。1954年，多尔和希尔在《英国医学杂志》上发表了两篇重要论文，证实了吸烟与肺癌之间的因果关系。这本应该成为重要新闻。但当时只有少数记者报道了这一消息，而那些在电视上报道的记者在公告期间实际上还在吸烟。英国的卫生部部长伊安·麦克劳德召开了一个新闻发布会，宣布了这些明确的研究结果。在整个问答环节中，他一直在吸烟。

随着时间的推移，"英国医生研究"的发现揭示了吸烟与心血管疾病、肺气肿和其他类型的癌症之间的明显联系。同样，还有成百上千的其他独立研究报告也证明了这一点。你可能会认为，有了这么多证据，医疗实践和公众看法应该发生了巨大的改变。但事实并非如此。恩斯特·温德尔、理查德·多尔和奥斯汀·布莱德福·希尔因为他们的研究结果遭受了几十年的怀疑，甚至敌意。四十多年后的1994年，烟草公司在美国国会面前仍然作证称尼古丁不会成瘾，吸烟不会导致癌症。

有时，日常环境中的明显风险因素就摆在眼前，但由于偏见或盲点，很容易被忽视。如今的证据表明，创伤暴露也是一个类似的盲点。就像吸烟一样，几十年来，它一直是一个被忽视的健康风险。创伤暴露，特别是在童年时期，是影响我们健康的另一个隐藏因素。

把创伤认定为一种环境暴露的方式，与香烟烟雾或化学物质相比是有些奇怪的。但环境里的毒素可以是化学物质，也可以是人或情境。根据定义，创伤性事件使我们暴露于强烈的情绪困扰中，超出了我们应对的能力，并使我们恐惧死亡。虽然成年人可能在战区、严重事故或性侵犯中产生创伤，但正如我们将看到的，儿童对不良童年经历（ACEs）的"有毒"压力特别敏感，这些经历会在几十年后仍产生影响。

　　1985年，文森特·费利蒂博士在加利福尼亚州圣地亚哥的恺撒永久医疗组织进行的一项研究减肥的项目中，面临着许多人中途退出的问题。当患者参与该项目时，似乎每个人都会减重。其中一些极度超重的人减掉了一百多斤。然后，就在他们减重的势头正旺之时，近一半的人突然不来参加了，然后他们的体重又反弹回来了。费利蒂博士和他的同事们感到沮丧和困惑。参与者拥有许多优势。所有人都通过恺撒永久医疗组织获得健康保险。大多数人都属于中产阶级，受过大学教育，是白人。

　　费利蒂博士开始与患者进行交流，决心弄清楚发生了什么。他向每个人提出了一系列相同的关于他们医疗史的问题。然后，他偶然发现了一个意想不到的谜题。他在访谈中说错了话，本来是问"你在什么年龄开始有性行为？"，但他问成了"你在开始有性行为时是多重？"有个女人回答说："40斤。"他回忆起自己感到困惑。当那个女人哭泣时，他明白了自己问的是什么。

　　当时，费利蒂博士并不经常询问患者有关童年性虐待的事情。他和大多数医生一样，认为这是罕见的事件。而且，当患者因为看似完全不同的原因而来就诊时，提及这个问题似乎很尴尬。然而，当几个患者提到曾经的创伤经历时，费利蒂博士和他的团队决定更系统地询问每个人。结果令人震惊。超过一半的严重肥胖患者有童年创伤史。费利蒂博士意识到这种关联的概率是极低的。在20世纪80年代，每个人都认为体重只与饮食和锻炼有关。

　　现在我想起了我妈妈的简·方达的录像带——每个人都想要"感受燃烧"。那么，创伤与肥胖有什么关系呢？费利蒂博士决定在一个医学会议上展示他的初步发现以进行讨论。

　　尽管他的研究最终将开启人类健康的新时代，但其他医生对他的初步报告持怀疑态度，甚至有些人嘲笑他。但有一个关键的人注意到了他的研究。疾病控制与预防中心的罗伯特·安达博士对费利蒂博士的工作产生了兴趣。他想更好地了解心理健康与肥胖之间的联系。

　　费利蒂博士和安达博士一起设计了大规模的不良童年经历（ACEs，以下简称ACE）研究，以验证这一看似奇怪的关联。他们向13494名参与恺撒永久医疗组织的成年人样本发送了一份调查问卷。被调查对象约75%是白人，处于中产阶级，受过大学教育。问卷中询问了他们儿时是否经历过10种不同的创伤事件，如虐待、疏远、家庭成员犯罪等。然后，他们比较了这些不良童年经历的数量与许多健康和行为结果之间的相关性。

　　结果令人震惊。他们发现创伤经历越多，个体在许多健康和行为方面的风险越高。这些风险包括肥胖、心脏病、糖尿病、酒精滥用、吸烟、抑郁症等。这些发现在随后的研究中得到了验证，并成了创伤后应激障碍（PTSD）和其他心理健康问题的研究方向。

　　这个发现对于我们理解健康和疾病之间的复杂关系产生了深远影响。它揭示了我们的健康不仅仅取决于我们的基因和生活方式，而且还受到我们在童年时期经历的环境影响的长期影响。创伤经历可以对我们的生理和心理健康产生持久的影响，并增加患上许多疾病和健康问题的风险。这为我们提供了一个新的视角，促使我们关注儿童的产生健康和福祉，以及提供适当的支持和治疗来帮助那些在童年时期经历创伤的人们。

费利蒂博士和安达博士的研究表明，童年创伤的历史并不罕见，而是常见的事件。他们的研究发现，一半以上的受访者有一个或多个ACE，四分之一的受访者有两个或更多的ACE。童年逆境在女性中的发生率是乳腺癌的两倍。其中五分之一的人报告了一种特定的逆境：性虐待史。正如费利蒂博士最初的研究发现的那样，童年创伤的历史确实会显著增加严重肥胖的风险。虽然并非每个肥胖的人都经历过童年创伤，但重要的是，童年期的逆境是成年后肥胖的隐藏风险因素。

这不仅仅与肥胖有关。

与吸烟研究一样，ACE研究发现了一种明显的剂量反应，或者医生所说的逐级分级模式，不仅适用于肥胖，还适用于成年人的所有主要死因。接触程度越大，影响越大。正如我们所知，这正是流行病学家关注的原因。换句话说，童年创伤的暴露增加了成年人患病的所有原因的风险。这包括癌症、慢性阻塞性肺疾病（COPD）、心脏病、肺部和肝脏疾病，甚至包括性传播感染。与没有童年创伤的患者相比，得分为4分或更高的患者患酗酒的风险是正常人的4倍，使用静脉注射药物的风险是正常人的10倍。医生通常谈论的是成瘾的生物学易感性，甚至是"上瘾性个性"，但环境暴露于创伤似乎是一个关键风险因素。

ACE调查表

了解你的ACE得分，在答案后面打"√"：

在你18岁之前：

1. 家中的父母或其他成年人是否经常侮辱你、贬低你或羞辱你？或以一种让你害怕可能会受到身体伤害的方式行事？

是□ 否□

2. 家中的父母或其他成年人是否经常推、抓、打或向你扔东西？或者曾经打得你留下了伤痕或受伤？

是□ 否□

3. 成年人或至少比你大五岁的人是否曾经触摸或抚摸你，或让你触摸他们的身体？或者企图或实际上与你发生口交、肛交或阴道交？

是□ 否□

4. 你是否经常感到你的家人不爱你或认为你重要或特别？或者你的家人彼此之间不互相关心、感到亲近或相互支持？

是□ 否□

5. 你是否经常感到你没有足够的食物吃，不得不穿脏衣服，没有人保护你？或者你的父母酒喝得太多，无法照顾你或带你去看医生（如果你需要）？

是□ 否□

6. 你的父母是否曾分居或离婚？

是□ 否□

7. 你的母亲或继母是否经常被父亲推、抓、打或向她扔东西？或被踢、咬、用拳头打或用硬物打？或者曾经连续几分钟内被多次殴打或用枪支或刀具威胁？

是□ 否□

8. 你是否与酗酒者或滥用药物的人住在一起？

是□ 否□

9. 你是否有家庭成员患有抑郁症或其他精神疾病，或者家庭成员有过自杀企图？

是□ 否□

10. 你是否有家庭成员被监禁？

是□ 否□

每道题回答"否"计0分，回答"是"计1分，你有几道题回答"是"，就得几分。

当我还是一个小孩的时候，我记得我的父母保护我不让我与我的继祖母在她"表现古怪"的时候接触。每次去她家，一旦她眼睛里闪现出那种神情，访问就经常突然结束。随着岁月的流逝，我会看到她在没有喝酒时绝对可爱，但一旦喝酒就变得非常可怕。一个完全不同的人隐藏在同一个身体里。过去的片段开始有了意义，就像她曾经在我还不会游泳时坚持让我跳下跳水板去接球。

在成长过程中，我想知道她出了什么问题。现在我想知道，她经历了什么。

大量的后续研究证实了童年负面情绪体验会在成年时期导致生理上的变化。例如，一项研究发现，相较于没有不良童年经历的人，拥有6个或更多ACE的患者被诊断为肺癌的平均年龄比没有ACE的患者年轻13岁。这个特定的统计数据引起了我的注意，因为肺癌最终夺去了我继祖母的生命。尽管吸烟的风险起到了一定作用，但它并不能充分解释这些发现。还有另一个生理过程在起作用。一次又一次的研究都讲述着同样的故事：未经处理的ACE会缩短一个人的生命。

创伤影响健康的核心原因是造成"有毒"压力。"有毒"压力会超过可容忍的响应阈值，变成"严重、持久或重复"的应激反应。根据哈佛大学发展儿童中心的说法，对于一个没有保护性成年人关系的儿童来说，长时间的应激系统激活状态对身体是有害的。尽管逆境可能发生在成年人身上，但它对正在成长的身体的影响更大。如果不加以治疗，就像退伍军人中的创伤后应激障碍一样，童年时期的创伤暴露会对生活产生长期的负面影响。

　　童年创伤是健康谜团中一个至关重要的缺失环节，大多数人将其隐藏起来，因为谈论这个问题被认为是禁忌。考虑到其广泛的影响，你可能会认为我在医学培训中了解了ACE。然而，我第一次接触到费利蒂博士的研究是通过一个非医生的朋友，她在研究家庭创伤潜在的健康影响。当我亲自阅读这些研究时，我感到既宽慰又震惊。宽慰是因为找到了对我在医院中看到的日常临床谜团的解释。我也感到震惊，因为在我十年的医学培训中，从医学院到专科研究生教育以及所有后续的继续医学教育中，我从未听说过ACE。也许有人提到过，但对于我对健康的理解来说，它超出了我的理解范围。在很多方面，我和我曾经嘲笑的那些在标志性吸烟研究时代的医生一样。当我在阅读最新的个性化医学研究成果时，我错过了影响我所看到的每一个人的重大事件。就像克罗伊一样。

　　克罗伊外表光鲜亮丽，但内心深处隐藏着几十年的创伤。她在加利福尼亚州长大时，她和弟弟塞巴斯蒂安在前院玩耍时，弟弟追着球跑进了街道。在傍晚的阳光下，他们没有看见天蓝色的大众汽车拐过角落。父母告诉她，塞巴斯蒂安的死不是她的错，但她从未原谅自己。尽管当时她只有八岁，但她感到自己有责任。

　　在她父亲离开后，克罗伊目睹她的演员母亲如何小心地隐藏她的抑郁症，不让外界知道。她的母亲常常大量饮酒并滥用医生为她的背痛开的药，但她总是随时准备好一个活泼的微笑供摄像机拍摄。她那个富有魅力的男友在镜头前是迷人的演员，在幕后却是性侵犯者。克罗伊只有十二岁时，他第一次对她进行了性侵犯。她感到如此羞愧，以至于没有告诉妈妈。此外，克罗伊害怕如果告诉了妈妈，他会做出什么事情。她经常看到他在激烈争吵时推搡或打她的妈妈。那个夏天，克罗伊试图在家里的游泳池里淹死自己。一个园丁把她拉了出来并进行了心肺复苏。她妈妈从未带她去看医生。也许是出于恐惧，她私下责备克罗伊的行为。随着岁月的流逝，克罗伊在萨曼莎面前自己隐藏了自己的痛苦和酗酒行为。作为姐姐（比萨曼莎大三岁），克罗伊在她成长的过程中视自己为萨曼莎的保护者。现在，情况已经反转了。

从杂志上看到克罗伊的照片，你永远不会认为她的ACE得分是7分。这就是ACE的诡计所在。与没有童年创伤经历的人相比，克罗伊成年后自杀的风险增加了30倍以上。而在青少年时期，她的自杀风险增加了51倍。自杀风险不仅仅是抑郁或滥用药物问题。由安达博士、费利蒂博士及其同事进行的一项详细跟踪研究在2001年发表在《美国医学会杂志》上，显示ACE得分每增加1分，企图自杀的风险就增加了60%。作者描述了ACE与自杀风险之间的关联如此显著和清晰，以至于在流行病学中除了吸烟与肺癌的研究之外，很少见到如此强有力的关联。最后，这次过量服药并非突然发生。

很好，你可能会想，但现在怎么办？如果我有创伤或童年逆境的经历，我该怎么办？

所以，尽管这对每个人都有教训，但对于那些ACE得分较高的人来说尤为重要：要正确应对逆境或创伤这个隐藏的因素，我们需要思考如何培养对他人和自己的同情心。除非有人发明了时光机，否则我们必须学会应对拥有逆境经历的生活。把它放到一边，装作没发生过，这是诱人的。就像我们中的很多人，比如克罗伊，在童年时期因为恐惧和对正常生活的渴望而学会这样做。问题在于，相关的症状可能会在意想不到的时候出现，让我们或我们所爱的人措手不及。研究表明，压抑创伤会增加慢性应激反应，并加重创伤后应激障碍、焦虑和抑郁症状。

好消息是，我们可以做的远远不止这些。

首先要进行自我关爱和自我同情。自我关爱对于康复至关重要。这在直觉上是相反的，但要成为更好的父母或配偶，要把关注自己的情绪健康、压力水平和人际关系作为首要任务。注意自己在情绪失控时的预警信号和模式。暂时远离或分散注意力来冷静下来。在纠正行为之前，与孩子或伴侣建立联系。在大家都冷静下来之后再讨论行为。

康复还需要我们对自己怀有同情心。对于成年人来说，从东方整体医学传统中借鉴的正念技术对提高自我同情心很有帮助。就像冥想一样，正念训练可以帮助保持对当前时刻的专注，并改善思维模式。有证据显示，认知重评估或对可怕情境进行重新构架可以帮助一个人减少应激反应，并在强烈情绪出现时更好地应对。诸如辩证行为疗法（DBT）（由自己经历过创伤的研究者玛莎·莱恩汉博士创立）之类的治疗方法帮助参与者培养这些应对技能，减少情绪的起伏。

我们可能需要数年时间学会如何与永远无法恢复正常的经历或损失共同生活。然而，旅程中有希望。研究表明，鲁米的名言"创伤之处即是光明进入你的地方"是有一定道理的。换句话说，逆境可以转化为积极的力量。心理学家特德斯基和卡尔洪的研究显示，逆境可以以重要的方式赋予人们力量，例如看到新的生活机会，建立与他人的更深连接和同情心，意识到自己的力量，以及找到生活的更深层含义。在与创伤共存中找到个人意义与较少的心理困扰、更好的关系满意度和更好的身体健康状况相关。这种现象超越了韧性，被称为创伤后成长。

促进成长的干预措施并不一定需要花费很多钱。例如，证据表明，即使只是写下过去的痛苦经历也可以改善免疫功能。而且你不需要写出一篇论文。简短而专注的写作似乎就能起到作用。在詹姆斯·佩内贝克、珍妮斯·基科尔特−格莱泽和罗纳德·格莱泽于1988年进行的一项经典研究中，50名本科生被要求写一篇关于创伤经历或日常指定话题的文章。那些写关于创伤经历的人被要求写下他们一生中最令人痛苦的经历，可能没有与他人详细讨论过的经历。指导中说"重要的是你要写下你最深刻的思想和感受"。写作只持续了大约20分钟，连续四天。被试对研究目的一无所知，研究人员对参与者的状态也一无所知。然后，研究人员等待着。

六周后，写下创伤经历的学生报告称情绪更好，主观困扰较少，去学生健康中心的次数减少，并且在血清免疫功能标志物上显示出改善。总体而言，他们的自主神经系统似乎更为平静。随后的跟踪研究表明，只需连续三天每天写作15分钟，就能给各个年龄、性别、社会阶层、文化甚至个性类型的人带来好处。那些通过叙述来理解负面经历如何帮助他们个人成长的参与者在心理和身体健康方面得到了最显著的提升。此外，这些研究还表明，这种写作实践对于诸如失业、身患癌症或亲人去世等压力大的生活事件也有帮助。创造性写作也可以发挥类似的作用，并被用作帮助儿童和青少年处理创伤事件的工具。看来，对于许多人来说，表达创伤经历可以作为一种低成本的预防性干预形式。

克服创伤并不是我们必须独自完成的事情。事实上，解决创伤所需采取的步骤与我们之前讨论的冲绳人和亲密关系的关系有一些出人意料的联系。一项接一项的研究显示，减轻不良童年事件的影响，以及成年人的其他"有毒"压力的影响，最好的方式是培养理解和支持的关系。我们的关系或社交纽带对我们的心理健康和身体健康有着至关重要的影响。虽然我们无法改变过去，但我们可以通过共情、同情和情感连接来帮助我们在现在免疫负面影响。我们的镜像神经元有助于解释为什么会出现这种情况。

人类发展了一个不会老化的永恒的自我感知。当我奶奶年过七十时，她说，她觉得内心和我这个年纪（那时我七八岁）的一样。当时我觉得这听起来很荒谬，但现在，几十年过去了，我明白了。即使我身体的370万亿个细胞已经多次更新和更替，我仍然是我自己。

拥有自我感知还需要我们理解"他人"。那么我们的大脑何时发展出这种能力呢？在20世纪70年代，发展心理学家比拉·阿姆斯特丹让88个年龄在三个月到两岁之间的婴儿面对镜子。阿姆斯特丹还在每个孩子的鼻子上偷偷地抹上了一点胭脂。她观察到，不到一岁的婴儿似乎认为镜子里的人是个愚蠢的玩伴。孩子没有摸胭脂。到两岁时，大多数孩子显示出了"镜像自我认知"，当他们看到自己的镜像时，会触摸自己的鼻子。

区分自我和他人对于透视、培养同情心和保守秘密都是有帮助的。这个心理学家称之为"心智理论"的技能在四岁左右开始发展，它帮助我们理解我们与他人有不同的观点。这个技能可以通过在创可贴盒子里放入一块美味的巧克力，向孩子展示打开的盒子，然后问她进入房间的另一个人会认为盒子里有什么来进行测试。一个具备发展完善的心智理论或透视能力的孩子会说"创可贴"，而一个没有这种能力的孩子会说"巧克力"。这种技能可以通过将一个美丽的礼盒藏起来，里面放一个塑料蟑螂，进一步发展。大多数三岁的孩子无法做到这个恶作剧，但大多数五岁的孩子认为这很有趣。知道别人可能以不同的方式看待世界有助于我们发展幽默感。

它还帮助我们从同理心转向同情心，并以平静的心态应对事情。与同情心不同，同理心是没有过滤的。同理心是对他人的痛苦有强烈的感受。它首先在儿童中发展，在强烈的"你"和"我"的意识出现之前。在我两岁的儿子扎伊在游乐场摔倒后，不仅他哭了——他两个未受伤的好朋友路易斯和皮尔森也哭了。耶鲁大学心理学家保罗·布卢姆的研究表明，婴儿在三个月大时就能表现出同理心。

　　随着大脑的正常发育，一个人到五岁左右就能学会辨别别人是否受伤或悲伤，但不会与其一同崩溃。这种认知与个体代理意识相结合，使我们能够安慰朋友并为他们提供帮助。这是同理心和感受他人的感受之间的区别，以及同情心或者认识到他人的情绪状态并寻求缓解之间的区别。这种区别不仅仅是语义上的区别。成像研究显示大脑的不同部分在这些任务中被激活。

　　尽管人类在情感上具有自我和他者的联系，但我们也在神经层面上与他人建立联系，部分是通过镜像神经元的过程实现的。当你看着朋友伸手拿咖啡杯时，你的大脑运动皮层的区域会被激活，就好像你也在伸手拿咖啡杯一样。这种神经反射使我们能够直观地理解他人的意图，并通过合作工作来帮助他们，比如给他们递糖。镜像神经元使我们能够模仿他人的动作，比如跳舞。有趣的是，两个人的行动越同步，他们之间的合作和联系就越紧密（也许这就解释了为什么军队步伐一致）。其他镜像神经元的研究显示，看到别人微笑、经历疼痛或者表现暴力后也会产生类似的反应。人类心智具备一种令人惊讶的能力，可以在精神上模仿我们周围的世界，并将自己置于他人的角度。

　　也就是说，当我们在精神上模仿另一个人的经历时，尽管我们能够感受到，但通常不会真的表现出来。我们可以将一种行为视为不属于自己，因为发展完善的大脑的其他区域会抑制与该思想相关的活动。通过研究抑制障碍（如抽动症，一种可能导致身体和语言不自主动作的运动障碍），研究人员了解到这一点。研究表明，如果通过经颅磁刺激（TMS）激活脑中的一部分被称为额外运动区（SMA）的区域，那些没有抽动症的人将不自觉地模仿其他人的动作，就像他们患有抽动症一样。额外运动区是研究人员发现镜像神经元的脑区之一。他人行为和我们自己之间的相互作用产生了强烈的联系感。

在生理上以一种没有过滤的方式与他人产生共鸣对于支持性关系是有帮助的。也许这就是心理疗法有效的方式之一。反过来，没有缓冲或处于负面关系中，可能会让人不堪承受。如果持续时间过长，可能会导致倦怠或"有毒"压力。这就是同理心的阴暗面。这也解释了为什么更具有同理心的人也更容易面临倦怠的风险。

幸运的是，因为同情心与同理心使用大脑的不同部分，它可以帮助我们将他人的经历放入透视中。研究表明，同理心是通向同情心的门户，而同情心是我们可以利用来实现成长和疗愈的更高级心理技能。令人意外的是，即使我们是受创者，对他人表现出同情心并帮助他们理解和处理自己的创伤也可能有助于治愈我们自己。这也解释了为什么大量证据表明，支持性小组或认知行为疗法等谈话疗法形式对于疗愈是有帮助的。这些小组不仅仅是发泄情绪——研究表明这可能会让人感觉更糟，而且帮助人们一起练习重新构建经历的技巧，并带来个人的成长。此外，它们还帮助我们感到与他人有联系，减少孤独感。

最棒的是，同情心会滋生同情心。通过展现同情心，我们缓解彼此的压力，互相帮助应对逆境。我们共同促进彼此的个人成长。

当我在21世纪初开始进行精神病学培训时，对于创伤的治疗主要集中在修复个体的问题上。这让人感觉非常带有判断性。毕竟，创伤的下游效应可能会导致一些棘手的行为，如情绪失调和易怒。经历创伤的大脑具有过度活跃的战斗或逃跑反应。在不安全的情况下，这对生存是非常具有适应性的。为了快速行动，原始的杏仁核（有时被称为"蜥蜴脑"）掌控局面，并绕过更加理性但反应较慢的皮层。神经影像研究显示，在具有儿童创伤历史的患者中，杏仁核与额叶背外侧前额叶皮层（DLPFC）和相关的"执行"中枢之间的通信较少。问题是，过度活跃的杏仁核对于日常情绪管理是不利的。它对每只苍蝇都拿出机关枪。

情绪失调在"边缘型人格障碍"中很常见。在一些样本中，携带这一诊断的人中有四分之三有儿童创伤史，特别是儿童性虐待。这是一个重要的风险因素。我在急诊室见过的最激动不安的患者之一就被诊断为边缘型人格障碍。她是一个年轻美丽的女性，童年经历糟糕。问题是，有时对一个人贴上标签可能会进一步给已经受苦的人带来污名化。

幸运的是，一个被称为创伤知情护理（TIC）的新的积极范式出现了，为人们提供了更多理解和支持。这个基本理念的转变是从问自己和他人"你有什么问题？"到"你经历了什么？"。这是一种更加友善的方法。这种基本心态的转变关注人的优势，并尊重经历创伤的人。创伤知情护理为有意义的个人转变提供了机会。而且它不仅仅是谈话疗法——它可以通过绘画、绘图、拼布、写作、诗歌、雕塑、音乐剧甚至瑜伽来表达自己的情感旅程。

创伤知情应对培训正在全国范围内的执法部门和其他刑事司法系统中进行。在培训中，他们学习如何识别创伤的症状，如过度警惕、麻木、闪回或身体症状（恶心、颤抖或焦虑）。这项培训非常重要，因为创伤是我们所有人（包括警官自己）都会经历的一种常见环境暴露，并且症状会出现在各种设置中——从医疗诊所到学校、工作场所和监狱。我们越是认识到我们遇到的人中普遍存在创伤和儿童逆境经历的情况，我们越能更好地支持彼此并实现疗愈。

克罗伊有着长期的创伤史。从小，她就仔细地隐藏着自己的伤口，尽管周围有人，但她感到孤独。她就像是一个每天吸三包烟的人，而她的医生和姐姐都不知道。对于一个孩子来说，似乎至少有一个关心人的、稳定的成年人相信你、理解你并尊重你，就可以产生天壤之别。如果不是父母，也可能是一位教师、一个朋友的父母或者一位教练。只要有人能肯定你的重要性。关心他人是我们所有人都拥有的超能力。你现在可能就是某人的那个人。尽管她表面上有种种优势，但是作为一个孩子，克罗伊从未得到过这种支持。

这让我更加决心帮助其他的"克罗伊"获得最好的护理。就像医生为每个病人筛查吸烟史一样，证据表明我们需要找到一种方法，让医生和诊所为每个病人筛查隐藏的儿童逆境因素。鉴于ACE的数量与哮喘、中风、糖尿病、心脏病和心脏病发作的风险之间的关系，ACE是我们医疗史的重要组成部分。北加利福尼亚州的纳丁·伯克·哈里斯博士等领先的儿科医生通过筛查ACE已经走在了前列。然而，许多成人医生并不知道筛查很容易，只需使用一个包含十个问题的清单，不涉及细节，只是给出一个数字。这样一来，医生就不必担心在十分钟的就诊时间内打开潘多拉魔盒并再次伤害患者。你甚至可以在网上或使用上面的问卷来检查自己的ACE分数。

　　暴露于不良儿童经历和成年健康结果之间的明显关系说明了心理和身体之间的深刻联系。事实上，我们大多数人都没有赢得生活的彩票，而是面临着隐藏的环境压力因素，使我们面临疾病的风险。通过创伤知情护理的理解、同情和支持，可以帮助减轻羞愧，并打开通往创伤后成长的大门。它还可以让我们感到不再孤单。一方面，我们是过着日常生活的独立个体；另一方面，我们作为人类分享着一种根本的联系，我们才刚刚开始理解这一点。正如我们将在接下来的几章中讨论的那样，我们彼此连接和支持的能力是健康的真正基础。健康的基本要素始于认识到隐藏因素对压力的影响及其对身心健康的影响。

工具箱：创造健康的环境影响力

请花一点儿时间思考一下，你可以如何增加对自己和他人的同情心，特别是如果你有创伤史的话。过去有哪些活动疗愈过你？在学习如何最好地应对逆境的过程中，以下是一些建议，供你参考：

· 了解你的风险，请参考本章中的ACE调查表。

· 如果你是一名临床医生，请考虑定期筛查ACE。如果你是患者，请询问你的医生是否会追踪和支持这项措施以减少影响。

· 请记住，创伤史非常普遍。你在街上遇到的每两个人中就有至少一个人有至少一个ACE。如果你有ACE，请意识到你有很多同伴。

· 如果你经历过创伤或创伤性丧失（如失去亲人），考虑加入一个支持小组。你也可以考虑参加一个以创伤为重点的写作研讨会。研究表明，与有类似经历的他人联系可以加速在创伤后找到意义的能力。

· 在停止循环方面，预防至关重要。首先关注自己的情绪健康。当你感觉自己即将失控时，远离不良情绪。

· 如果你感到不知所措，请寻求医生或心理健康专业人士的帮助。我们都需要不时地得到额外的支持。如果可能的话，在危机发生之前，写下一些名字。当你寻求帮助时，询问是否有创伤知情护理的服务。

第二部分

健康要素

第九章
身心连接：个体韧性 ①

> 困难并不在于培养新的想法，而在于摆脱旧有的思维方式。

> ——约翰·梅纳德·凯恩斯

某年二月的一个早晨，在急诊室工作时，我接到了一个电话。电话的另一端传来闷闷的喊声和喧闹声。急诊室的主治医生科林·彼得斯医生说道："你能快点过来吗？这里有个无名女性搞事情。她看起来像是患有精神分裂症。"他停顿了一下，坚定地对着电话说："女士，请回到担架上。我一会儿会和你谈话！"他转向我说："我想我需要给她镇静剂，但我想你先去看看她。"

作为纽约市一家繁忙的医院的急诊室精神科医生，这样的电话很常见。有人制造混乱，无论是熟人还是陌生人，都不足为奇。我

---

① 即个体的抗压能力。

的工作就是找出原因。我永远不知道电话的那一端等待着我什么。有时候，幸运的是，我有几分钟的时间可以喝口咖啡并先查看患者的电子病历。毕竟，一个人失去控制的原因有很多，患者的病史提供了最重要的线索。她是否曾被确诊过精神疾病？如果是这样，是否可以解释她目前这种新的焦躁状态？毕竟，患有严重精神疾病的人会出现其他可能引起行为改变的医学问题。区分医学问题和精神疾病症状是我的专业领域。

那天，我没有时间可以浪费，也没有病历可查。我放下咖啡，站起身，赶往B区。每一次急诊室会诊都以熟悉的"咔嚓声"开始，我使用我的身份证解锁一系列门才能到达目的地。急诊科是一个有着令人无法容忍的荧光灯照明的迷宫，按照等待医生检查的时间长度，分为A到E区。

总体而言，这个系统是有效的。尽管每位患者都很重要，但医生和护士的人手总是有限的。A区是创伤区：处理骨折、机动车事故和刺伤。B区为重要的医学问题而设，如果分诊护士在排序时正确，这些问题不会在几分钟内致命。B区还设有一个专门用于评估无法解释的行为改变的候诊区。那是急诊室的"野蛮西部"。多年来，我见过患者撕裂天花板、翻转担架、在地板上小便和赤裸跳舞。因此，在开放区域的入口处设有几名保安，以应对意外情况。

当双扇门打开时，我听到喊声。一位年长的女性，大约60多岁，顶着乱蓬蓬的棕色卷发，皮肤黑黑的，站在护士站前。她的病号服歪斜着，后背露出一部分。她用握紧的拳头砰砰地敲击着台面。当我走近时，她转过头看着我背后，眼睛瞪大，大声说道：
"这是什么服务？去波科诺斯的公共汽车在哪里！"当另一个患者
的家属经过时，她拉住他的胳膊大喊："你必须帮助我！"被吓到
的男子走开后，她开始哭泣。一位身高约1.9米的医院保安小心翼翼
地劝说这位娇小的女性回到担架上。她上了担架后又跳了起来，试
图爬到附近一个已经有患者的小床上。保安再次介入。她稍微安静
了下来，来回晃动着，并试图脱衣服。

　　我找到了主治医生。"我猜那就是你要我去看的人？"我说
道。彼得斯医生微笑了一下。我从实习时期就认识他。他是一位高
效的临床医生，非常适合在急诊室工作。"我们对她了解多少？"
我问道。"可供我们参考的不多。"他摇了摇头说，"据我们所
知，她是我们的新患者。"他的意思是，这位患者以前没有到过我
们的医院，或者在提供的细节下找不到她的记录。在美国，即使在
同一个城市，医院也不会共享病历。由于她没有身份证明，工作人
员在系统中将她列为"未知一号"，年龄"123"。

　　那天早上在急诊室，我们的患者最终说她的名字是"安娜"。
当被问及她的出生日期时，她说"安娜"。当被问及她有什么医疗
问题时，她大喊道："安！娜！"根据救护车报告，我了解到在那
个寒冷的早晨，凌晨5点03分，急救人员发现她穿着浴袍和拖鞋在
街上徘徊。一位关心她的市民打了急救电话。当救护车队接近她
时，她开始大声尖叫。她身上没有身份证明。报告上除了用潦草的
字迹写着"AMS"（意味着意识状态改变）以描述她的状态外，几

乎没有提供任何信息。当我们问她更多问题时，她转过头低声喃喃自语。

除了在过去几个小时内发生的事情外，我们没有其他背景来解释她的行为。作为一名试图帮助患者的医生，这有点儿像在观看一部即将结束的电影片段，试图厘清整体情节。在我被叫去之前，彼得斯医生已经做了很多工作，她的病历上没有什么线索。她的生命体征良好，最初的体格检查没有异常，也没有明确的感染证据。她的血液酒精测试和尿液毒品筛查结果均为阴性。排除了更多导致她意识状态改变的原因，彼得斯医生越来越确信她是精神病患者。如果不是因为她的尖叫和不提供身份证明，安娜本可以被送回家。彼得斯医生下定决心："她有精神病。她可能只是停止服药并出现了恶化。"他足够自信，不再进行脑部成像检查。但我仍然心存疑惑。

在医学中，从人的足部可以得出很多信息。当安娜平静下来让我检查时，我取下了她那双防滑的蓝色医院拖鞋，发现她涂着瓦伦蒂诺的红色脚指甲油。指甲油完美无瑕，没有磕碰，甚至没有长出一毫米。精神症状通常不是突然发生的。通常在这之前会有几天到几周的时间，个人卫生状况会变得很糟糕。这可能意味着不洗澡，让头发变得混乱，穿脏衣服，当然也包括不修剪指甲。那天早上在急诊室，安娜几乎无法理解或回答问题，但她的脚看起来就像刚刚做完足部护理一样。此外，虽然安娜的头发凌乱，但看起来最近修剪过，没有灰色的发根。要么这位无法告诉我她的生日的女士最近可以自己照顾自己，要么是有人照顾她。

医学的目标是，当某人生病时，她能够在正确的地点和正确的时间得到正确的护理，每一次都如此。要获得适当的护理，首先需要正确的诊断。但研究表明，医生经常犯错误。十名患者中有一到两名被误诊。而且十分之一的患者死于医生的错误。

根据验尸报告，诊断错误每年在美国至少导致4万到8万人死亡，并造成更多的伤害和残疾。这相当于每年有80到160架大型客机坠毁。

医生为什么会犯如此错误？

罪魁祸首并不仅仅是糟糕的医生。诊断既是艺术又是科学。有数千种疾病但只有几百种症状，要确定任何单个健康问题的原因并不总是容易的。善意的医生在操作复杂的医疗电子系统时可能会犯错误。在患者的诊断过程中发生的多个小错误可能导致灾难性的结果。例如，拍摄错误角度的X光片，忽略放射科医师未注意到的异常，或者实验室未发送消息且内科医生未看到报告。就像《东方快车谋杀案》一样，很难将责任归咎于一个人。研究人员估计，由于这些事故通常不被报告，我们生活中的每个人在某个时候都有或将经历错过、错误或延误的诊断。

有时事情出错的原因反映出更深层次的问题。有时，误诊反映出一种错误的思维方式。它揭示了医生和西方医学的隐藏假设。有时，问题反映出医学和精神医学诊断是两个独立的领域，而不是一个复杂的相互关联的系统。在与心理健康方面的诊断有关时，误诊的风险激增。

研究表明，患有严重精神疾病的人接受的医疗护理质量较低，并且比没有被诊断患此类疾病的人平均寿命缩短28.5年。这两个事实可能是相关的。太多时候，一旦一个人被归为"精神病患者"，医生就会把每一个新的症状归因于精神疾病。医生可能会对非精神疾病原因的可能性关闭心灵。这更糟糕，因为严重心理障碍的人患有心脏病、肺部问题、感染、糖尿病和中风的风险是普通人的两倍或三倍。

我记得克劳迪娅的故事，她是一个甜美的50多岁的女人，患有长期的精神分裂症和妄想症，认为自己怀了乔治·克鲁尼①的孩子。有一天晚上，她因呼吸急促来到急诊室。最初接诊她的急诊室医生告诉她，她因妄想而感到焦虑，并且在医学上认为她可以回家。但在她离开之前，值班的精神科医生要求进行胸部X光检查，结果显示克劳迪娅患有肺炎。这种情况经常发生，即使是优秀的医生也会出现这种情况。而对患者来说，这可能导致灾难性的医疗结果（癌症未经治疗，胃肠道受阻，或者感染未经治疗）。

精神疾病本身甚至可能被误诊并被错误地认为是行为的原因，而实际上它是另一种潜在疾病的症状。问题的一部分在于，导致精神状态改变（或谵妄）的可能原因很多而且复杂。大约有一万种可被诊断的医疗问题中的许多问题可能会表现为行为改变或具有模糊

———————————

① 著名的好莱坞影星。

的身体症状，看起来像是精神病。导致谵妄的潜在原因的长列表包括癌症、摔倒、心脏病、代谢紊乱、内分泌疾病、自身免疫病、肠道疾病、维生素缺乏、意外中毒和尿路感染。此外，精神疾病没有血液检测之类的确诊方法，所以要证明精神分裂症之类的诊断是错误的更加困难。

对于出现行为变化的人来说，最初的检查是全面的，但不是详尽无遗的。而一般的急诊室没有能力进行更多的探索，以找出潜在的、通常复杂的原因。目标是进行足够的临床检查，以得出正确的诊断，同时避免进行"百万美元的全面检查"——过多的诊断测试对医生可能没有额外的好处，而且可能给患者带来潜在的伤害。这就是我们在处理安娜时所面临的情况：进一步检查的好处是否超过潜在的危害？

然而，当我看到她涂着指甲油的脚趾时，我对安娜的潜在诊断产生了新的疑虑。我去找彼得斯医生。我在护士站的电脑旁发现他正在打字做笔记。我告诉他我对安娜的检查结果有些矛盾的想法，这意味着她的诊断并不明确是精神疾病。我认为我们应该考虑进行一些脑部影像学检查。我说这话的时候，我看到一队新病人被推进来，彼得斯医生看起来紧张。他坚持他最初的判断："我认为进一步检查会带来不必要的辐射，而且还需要额外的时间和金钱。我要将她转到精神科。"由于我只是这个病例的顾问，我除了陈述我的异议外，几乎无能为力。由于医院精神健康病床的等候名单很长，且开放的空间很少，安娜将在急诊室的担架上过夜。

随着一天的推进，我忙于处理其他病例，但我的思绪始终会回到那双脚的谜团。对于安娜，我再次问自己：我漏掉了什么？我寻找被忽视的诊断，就像我希望其他人在我无能为力时为我寻找一样。然后，我接到了B区护士的电话。

安娜有个来访者。

穿过一系列门的"迷宫"，我回到安娜的床边，看到一个三十多岁、穿着灰色商务套装的女人与现在平静的安娜牵着手。在亚历山德拉自我介绍为安娜的女儿之前，我就注意到了她们的相似之处。"我一直很担心。"她说。显然，打电话报警的人是一个关心他们的邻居，在亚历山德拉担任早间新闻制片人的电视台找到了她。但他不知道救护车把她母亲送到哪家医院。为了找到她的妈妈，亚历山德拉给全城的急诊室打电话，询问"阿纳斯塔西娅·华盛顿"，但没有结果。在许多死胡同、挂断电话和长时间等待之后，她终于得知在我们医院有一位符合对她妈妈的描述的未知病人。不到一个小时，她站在她妈妈的床边，手里拿着一张全家福。

亚历山德拉放下母亲的手，把我拉到一边，低声说："我很担心。我妈妈非常奇怪，她用我奶奶的名字叫我。"亚历山德拉上次见到妈妈是三天前，一切看起来都很正常。安娜从幼儿园接了她的孙子西奥，带他去了自己的家，给他做晚餐，就像每个星期一一样。她是一名退休护士，自从四年前亚历山德拉的父亲去世后，她一直独自生活。亚历山德拉说她妈妈以前没有精神疾病或痴呆的病史。从医学角度来看，突然出现这种情况不太可能。至于饮酒和药物，安娜只是偶尔会喝一杯葡萄酒，这排除了滥用酒精和药物的原因。

我问亚历山德拉最近是否听到安娜抱怨身体不舒服。"也许她说过最近几天感觉有些不舒服。"亚历山德拉说，"过去几周她似乎疲惫不堪。但可以理解，她在佛罗里达的姐姐上个月去世了。她们过去每天都会交流。"

我感到胃一下子沉了下去。

紧张的生活事件，如亲人的死亡，可能使人易感染。应激反应会在随后的几周内升高皮质醇，可能影响免疫功能。这对亚历山德拉来说似乎是一种模糊的病毒综合征，可能已经演变成了更加严重的情况。我请假，找到了正在打另一份笔记的彼得斯医生。"我认为我们需要立即进行神经科咨询。"现在有了这个新信息，他拿起电话。我们仍然不知道安娜得了什么病，但我们知道她不是患有精神分裂症。

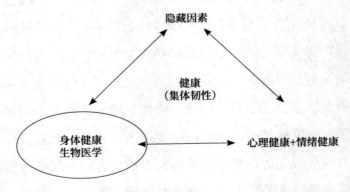

图 5　身体健康和心理健康与隐藏因素之间的关系

　　这是一个简单的想法和一个简单的图像，但对我来说，它是革命性的。毕竟，生物医学和我接受的大部分培训几乎完全关注身体本身。看到心理健康与身体健康之间的联系也让我们对我们谈论过的所有故事有了更多的理解。为什么我们会错过这么多隐藏的因素呢？因为如果我们不承认心理健康与身体健康有关，我们就会忽视眼前的事实。正如我们在本书中所看到的，从我们的人际关系，到我们的工作场所、我们的学校、我们的社区，再到他人对待我们的方式、我们所面临的逆境，连接隐藏因素与健康不良的关键通常是压力。而这种压力，尤其是严重的"有毒"压力，如安娜因失去她的妹妹（同时也是她最好的朋友）所经历的那种压力，会严重影响我们的健康。

　　那么，是什么机制将心灵与细胞联系起来？将压力与疾病联系起来的关键嫌疑人是炎症。来自压力的刺激引发了神经免疫功能的一系列变化，促进了全身性炎症的产生。无法解决的炎症是疾病的重要推动因素。慢性压力释放的促炎细胞因子会导致全身炎症状态。正如我们在第四章中讨论的那样，压力反应释放的促炎细胞因子会给人们带来像想蜷缩在床上、情绪低落和缺乏动力等"生病行为"。

　　短期休息对于缓解压力是有帮助的，但如果压力持续存在或被忽视，就会导致炎症增加，增加患各种疾病的风险，如感染、II型糖尿病、骨质疏松症、心脏病、中风、癌症和精神疾病。长期压力本身就是导致健康不良的独立风险因素。

　　压力会改变各种身体组织的血液流动和愈合过程。例如，夏季放假期间压力较小的学生比考试前的愈合时间缩短几天。同样地，与支持性关系相比，处于更敌对关系中的夫妻的创伤愈合时间更长。但是，与压力引起的戏剧性健康影响相比，创伤愈合时间只是冰山一角。

　　在童年时期，过量或长期的压力，如果没有爱护自己的照顾者来缓冲，会改变发育中的大脑回路的结构以及基因表达，通过表观遗传学的变化。例如，一项研究观察了生活在压力环境下的九岁男孩与生活在稳定、关爱的环境中的儿童。有环境压力的家庭中的父母严厉、教育水平较低并且有持续的经济压力。研究人员发现，生活在高环境压力下的儿童的端粒长度比生活在较为放松的家庭环境中的儿童短了40%。（回想一下，较短的端粒长度预示着更短的寿命和所有疾病的发生率增加。）此外，频繁受到大声喊叫的压力对儿童的健康可能造成的危害可能与身体惩罚一样严重。

　　对于一个孩子来说，与父母的长时间分离会使他们在成年后面临患病的风险。研究发现，那些在儿童时期父母分居的成年人体内的炎症反应蛋白水平增高。与此同时，催产素（或者称为"爱的荷尔蒙"，在与亲人拥抱时释放）似乎具有抗神经炎症的作用。就像伊丽莎白·巴雷特·勃朗宁的爱情诗《我如何爱你？》被翻译成生物化学的碳元素一样。如果爱是大自然的抗炎剂，那么爱的存在或缺失对我们的健康产生如此巨大的影响就是合理的。这也解释了为什么拥抱兔子确实会产生差异。

在这里，炎症被"当场抓住"。炎症过程涉及所有身体系统，包括大脑。越来越多的研究表明，炎症似乎是许多心理健康问题的导火索。我们部分地了解到这一点，因为有证据表明，像普鲁萨克（用于抑郁症、焦虑症和强迫症）、锂（用于躁郁症）和哈尔多尔（用于精神病）这样的精神疾病药物起作用部分是因为它们具有抗炎作用。

当涉及心理和身体健康的关系问题时，常常感觉这像是一个"先有鸡还是先有蛋"的问题。例如，炎症性自身免疫性疾病，如克罗恩病和红斑狼疮，在心理压力下会明显恶化，并且当控制不好时反过来会影响情绪。一个名叫玛吉的患者，当她感到比平时更容易流泪时，她就知道她的克罗恩病将要恶化了。但是如果退后一步，将身体和心理问题共同的潜在原因视为炎症，这就更合理了。

考虑到心灵和身体之间的联系，精神症状有时也是未被发现的疾病的早期预警信号。玛琳是一位50多岁的律师，之前没有精神疾病史，她因为持续两个月的严重抑郁症状被送入住院精神病科，她的症状包括冷漠、绝望、失眠、社交孤立和食欲减退。这种抑郁症会突然发作，并且门诊治疗的任何典型治疗方法对其都无效。医生为她推荐了电抽搐疗法（ECT），这是一种最快和最有效缓解抑郁症状的方法之一。在接受了几次治疗后，她的症状仍然没有缓解。我们感觉她可能还有其他问题，我们进行了腹部成像检查，发现肿瘤隐藏在她胰腺的尾部。这种抑郁症是胰腺癌的早期预警信号。

我们知道长期的压力会导致慢性炎症，并使一个人面临心理和身体健康的风险。而这种压力来自隐藏因素的不同领域，包括与家人和朋友的关系，工作场所、学校、社区或日常生活中面临的困扰。我们可以将压力看作一个光谱，在一侧一些压力可能是积极的（比如运动或让我们早上出门的闹钟），但在另一侧，它可能演变为所谓的"有毒"压力。

"有毒"压力，正如我们在创伤中看到的那样，越过了可忍受的生理反应的阈值，变成了严重、长时间或反复的激活。持续激活身体的应激反应系统——下丘脑-垂体-肾上腺（HPA）轴，会造成累积的伤害，如果得不到缓解，就会缩短寿命。结果就是我们在兰迪、黛西、西尔维和安娜身上看到的。结合安娜的女儿亚历山德拉提供的病史，我们还进行了紧急MRI检查。安娜的症状在没有背景信息的情况下可能看似精神病，但现在有了她女儿提供的描述，这一诊断存在明显的矛盾之处。她没有精神疾病史。她的症状突然出现，并且是在晚年。这种异常的表现，再加上她最近生病了并且有明显的社会压力，使潜在的感染成为更有可能的原因。在年龄较大的人中，患有大脑皮层炎症的发热并不常见，这是感染的常见红旗信号。

安娜的MRI显示颞叶异常，与单纯疱疹性脑炎（HSE）一致，这是一种在50岁以上人群中较为常见的脑炎类型。腰椎穿刺（LP）证实了诊断。我们没有早些时候进行这项检查，因为脊髓穿刺对患者来说是侵入性的，令人不舒服，并且带有一些头痛、出血或更严重的风险。在医学中，进行检查必须有充分的理由，潜在的益处必须超过风险。此外，在到达时，安娜没有头痛或颈部僵硬，这通常是指向HSE的症状。HSE可能呈现出模糊的症状，如果不治疗，四分之三的感染者会死亡。对于未经治疗而幸存下来的四分之一的人来说，常见的后遗症是严重的神经功能障碍。像安娜这样早期服用抗病毒药物阿昔洛韦的患者，恢复的效果最好。

神经科医生接收了安娜。通过静脉注射抗病毒药物的治疗，她迅速好转。安娜恢复了正常的状态。几周后当她准备回家时，她非常虚弱，但思维更加清晰，很兴奋能再次见到她的孙子。我在医院里遇到了安娜，她的女儿帮助推着她出来。我停下来向她们告别。安娜看着我说："我认识你吗？"她完全不记得她住院的第一个星期。当亚历山德拉告诉她我是她在急诊室的医生时，她长时间地盯着我，紧接着她笑了，并握住我的胳膊。我停顿下来思考，她的故事可能会有多么不同的结局。忽视心理和身体健康之间的联系是一个常见而严重的问题，不容忽视。这不仅导致错过诊断，还加强了病人、家庭和公众对精神疾病的污名化。神经科医生所看到的大脑诊断似乎是发生在某人身上的非个人条件，比如"安迪患上了帕金森病"或"梅丽患有阿尔茨海默病"。你不会听到"安迪是帕金森病"或"梅丽是阿尔茨海默病"。而由精神科医生诊断的心理问题似乎像是对性格或身份的残酷判断，比如"卢是精神分裂症患者"或"杰克是自闭症患者"。虽然更准确的说法是，"卢患有精神分裂症"或"杰克患有自闭症"，但前者仍然是常用的说法。

在描述心理疾病时使用的语言往往让人们忽视了患者本身。

社会对心理健康的污名也会让人们对寻求心理健康专业帮助感到犹豫。我还记得在精神病学培训期间，我第一次被叫到手术楼评估一个患有抑郁症的患者。当患者的兄弟气冲冲地在门口迎接我，并告诉我他的姐姐"不需要"见我时，我感到很困惑。他对手术团队叫我来感到不满。我想皮肤科医生可能不会受到这样的对待。现在我明白了，引导和减少对于心理困扰者的污名是我职责的一部分。这是一个与家庭互动和增加人们对心理健康与身体健康相互关系的意识的机会，这也是本书的核心内容。毕竟，精神痛苦在医院中普遍存在：研究估计，入院治疗的人群中有四分之一存在精神症状。

虽然西方医学在认识到心身连接方面进展缓慢，但东方医学传统一直强调其重要性。在许多东方实践中，疾病被认为源于能量失衡。生命力被视为身体健康的一部分。在印度医学和阿育吠陀疗法中，"普拉那"是描述宇宙能量的术语。在中国传统中，这种"生命力"被称为气。自公元前500年以来，气在中医传统中一直是核心概念。这个观点认为，人与周围环境中的能量相互影响，需要保持平衡以获得良好的健康。一个人通过自己的经历不断与环境交换能量。在以身体为中心的西方医学中，这种观点往往被视为荒唐而被忽视。

作为一名医学生，我参加了一场关于中医的讲座。我带着怀疑的态度参加了这次讲座。我对此感到好奇，但并不信服。讲者讨论了调整病人肝脏中的能量失衡对患者的重要性。在2000～2010年初，我觉得这听起来很荒唐。毕竟，我没有找到将我对西方医学人体生理模型与东方医学长期理论和实践结合起来的框架。

但是，接下来的事情变得令人惊奇。

越来越多的严格科学研究表明，将心灵和身体调和在一起的练习，例如在冥想中同步呼吸和心率，可以提高免疫功能，降低疾病和死亡的风险。有力的研究表明，改变能量流动，或者用西方的术语来说，减少压力和增加同情心，对整个身体微观层面的组织产生积极影响。我们现在了解到，体内炎症的一个重要指标，C-反应蛋白，是肝脏在应对压力时产生的。是的，就是肝脏。在西方医生学习东方传统时听起来像迷信的东西，在微观层面上可能反映了神经免疫系统的作用。正因为我们不理解它，我们将其置之不理。在西方医学中，我们现在正步入一个令人兴奋的新时代，开始理解通过自主神经和内分泌功能之间的双向沟通，神经系统与免疫系统之间相互作用。

认识到我们的疾病多少与心身连接、压力以及隐藏因素的压力有关，说明了我们可以采取许多改善健康的新路径。其中许多途径是免费的和预防性的，而不是昂贵的事后治疗。增强情绪健康可以帮助缓解在面对个人危机或疾病等困难时产生的压力。缓解压力的行为对我们来说是完全可行的。

现在我知道我答应过你，这不会只是又一个那种常规指令的自助书，比如《吃得更好，多睡觉，多锻炼！》。我们很快就会讨论到集体抗压力的更大问题。但如果我不停下来建议你进行一些个人行动来增强你的抗压力，那我就会有所遗漏。现在我们已经知道了心灵对身体的重要性，忽视我们日常培养健康心态的行为是不可能的。

　　我们可以从自己的疼痛和疾病中探寻心身联系的可能性。当出现新的心理或身体症状时，我们可以首先与自己进行沟通。例如，当你出现新的头痛、背痛、腹痛或腿痛症状时，花一点儿时间放慢脚步，检查一下自己的身体感受和生活中的情况。疼痛等症状是潜在问题的警示信号。而这个问题可能与我们的心理健康有关。我们可以问自己"是否因为压力而感到紧张？如果是，我在身体的哪个部位感觉到紧张？""是否因为睡眠不足或跳过锻炼而感到不适？""是否因为应激而放纵自己吃了不健康的食物？"。如果是这样，你可以采取哪些步骤来重新调整自己，让自己放松呢？当然，请去看医生，以检查持续的症状是否消失，但你可以首先考虑自己的心理状态与身体健康的关系，并进行相应的调整，看看是否有所帮助。

　　就像安娜一样，如果你面对一种强烈的急性压力，让你无法应对，尽力采取措施立即缓解压力，这样小问题就不会变成大问题（我知道在那个瞬间这并不容易）。从我的个人经验中，我知道在危机中要给自己一些小的自我关怀的时间（比如小睡一会儿，稍做散步，或者用适合你的最好方式来调整思维）。请向他人寻求帮助，这样你就不会过度劳累。这样你将更有能力应对即将到来的困难。

　　缓解你的压力的另一个关键方法是采取措施降低你负面压力的

基线水平。这样，当一种急性压力撼动你的世界时，你将有更多的能力保持平衡。除了保持规律的睡眠（每晚七个或更多小时）和锻炼（参考其他书籍中的建议），我们讨论过的一些减少个人压力的方法包括与朋友一起喝咖啡（第三章），参加一个定期的支持小组（第十章），写日记（第八章）和冥想（第四章）。

我们还可以通过正念和冥想来建立抗压力。进行简短的冥想休息可以帮助扭转压力重重的一天。许多研究表明，与非冥想者相比，冥想可以显著降低压力激素水平。冥想还增加了大脑的可塑性，并有助于减缓疾病的进展。例如，一项为期五年的研究跟踪了有心脏病的高风险黑人男性和女性。在每天进行20分钟的超然冥想（参与者闭眼专注重复一个单一的口头禅）的情况下，该研究发现冥想组与对照组的人相比，冠心病发作、中风或其他死因的风险降低了48%。

冥想可以帮助我们更快地从生活中的困境中恢复过来。威斯康星大学麦迪逊分校的理查德·戴维森教授和他的同事进行的研究表明，长期冥想者，如佛教僧侣，在困难时期可以调动大脑内部的抗压力储备。好消息是，我们不必削发为僧，保持沉默。神经影像学研究显示，在连续两周每天进行30分钟的慈悲和关爱冥想后，大脑中参与利他主义和情绪调节区域的活动增加。

正念的习惯可以在任何时间、任何地点培养。以下是一些建议：在没有耳机或收音机的情况下散步（或驾车），只专注于周围的事物。在晚饭后，我和孩子们经常在我们的街区散步，只是指出我们看到的事物。另一种方法是停下来注意一下现在好的三件事。例如，阳光照射在叶子背面的方式，风吹在你脸上的感觉，或者地面在你脚下的坚实感。你还可以在做家务时练习正念。试试在洗碗时练习，关注流动的温水、有泡沫的水、玻璃杯的重量、盘子的嘎吱声。明白了吧。如果你的思绪飘散了，扭动一下脚趾将注意力带回当下。试着"活在当下"。

此外，我们可以练习感恩，这已被证明可以提升情绪和减少压力。想想那些曾经相信你并帮助过你的人。（感谢爸爸！）花点时间写封信给某人，告诉他或她在你生活中的意义。感激你已经拥有的东西，抛开其他的，你并不需要它们。想想那些激励你成为更好的人的精神导师。他们并不总是受过正规训练的。精神导师形形色色（我的三个孩子就是我的导师），向他们表达感激之情。此外，你可以进行一次随机的善举，让某人的一天变得美好，并让他人感受到世界的善意。给某人买杯咖啡，让似乎急着赶时间的人插队，给朋友带一束色彩斑斓的鲜花等。这样做也会充满感激之情，抵消世界上的一些悲伤。

与此相关的是，培养一种敬畏之心。大自然帮助我们想起我们与宇宙的伟大联系和我们所处的位置。而且，正如我们从第六章中所知道的那样，它还能帮助我们增强免疫功能。考虑去远足、跑步或骑自行车（别忘了头盔），或者去附近的水域，欣赏涟漪或波浪的美景。在一个晴朗的夜晚抬头看看星座，寻找猎户座或北斗七星。花时间陪伴一个孩子或宠物，惊叹他们如何航行于世界。深呼吸，放松，微笑着欣赏这一切不可思议的奥秘。

寻找一些能缓解压力的老派乐趣。以下是一些建议：像孩子一样欣喜地看彩虹，或者轻轻戳一只土鳖虫，或者跳进雨水坑中。做一些小时候喜欢做的事情：涂鸦、下跳棋、搭积木，或者将球扔向墙壁，为万圣节穿上戏服。对我来说，我从玩投球游戏和在游乐园度过一个下午中获得无尽的欢乐。找个朋友一起出去跳舞（这样不仅能增加乐趣，研究表明还有助于延长寿命）。关键是做一些对你有效且让你喜欢的事情，以轻松和减压。

你可能注意到这些建议中有一个共同点，那就是对世界和我们在其中的位置抱有一种积极的思维方式。这并非偶然。这里有一件令人惊讶的事情，也是我希望几十年前就知道的。有证据表明，对压力的感知本身就是一个自我实现的预言。你不是世界的被动参与者。我们不断评估一个情况以及我们该如何应对。我们惊人的大脑帮助我们在瞬间决定是否需要逃跑、装死或继续喝咖啡。一个令人兴奋的研究显示，一个人对压力事件的感知，是把其看作威胁（消极）还是挑战（积极），可能会影响身体对其的反应。在大自然的一个奇异的幽默设置中，似乎一个人越是将情况标签化为有害或有压力的，它就变得越"有毒"。

几项令人费解的研究表明，高度的压力加上对压力的恐惧是一种爆炸性的组合。研究人员埃丽莎·埃佩尔博士研究了照顾患有慢性病的孩子的母亲们所承受的压力带来的生物学影响。她设计了一项研究，观察了感知压力水平最高的女性与低压力女性之间的细胞老化情况。她的团队招募了58位女性，大多数为30多岁，没有已知的慢性疾病，换句话说，她们身体健康。结果令人震惊：感知慢性压力水平最高的女性与低压力女性相比，平均寿命缩短了十年。换句话说，感到最有压力的母亲们的生物学寿命指标缩短到了比实际年龄大十岁的长度。她们的DNA好像提前衰老了。

看起来我们对压力的感知方式比压力的实际体验更重要。例如，一组研究人员使用了来自大型全国健康访谈调查的数据，重点关注那些报告承受了大量压力并且长期担心压力对健康有害的人群。大约四分之一的美国人报告因压力而失眠。那些担心压力影响的人与那些经历了大量压力但不认为其影响是负面的人相比，其过早死亡的风险增加了43%。奇怪的是，自报高压力和低压力恐惧的人死亡风险最低。我猜有些人喜欢挑战。

进一步的研究表明，每年有20231人死于压力和对压力的恐惧，这使得压力成为美国第13大死因。斯坦福大学心理学家和压力研究人员凯利·麦戈尼格尔博士指出，对压力的恐惧可能比皮肤癌、艾滋病和凶杀案造成更多人的死亡。此外，一项为期18年的大型研究发现，那些在基线测试时报告压力严重影响他们健康的人，患心脏病发作的风险是那些报告压力对健康无影响的人的两倍以上。压力就像床底下的怪物一样，如果你担心它，它会成为一场噩梦；但如果你不相信它或者甚至给它一块饼干，它就不会制造麻烦，甚至可能和你成为朋友。

我们能够以积极的态度重新解读逆境是缓解压力的重要步骤，

就像第八章中讨论的那样。虽然数据表明，不论涉及的人如何感受，客观的压力都会产生影响，例如在加拿大大冰暴的研究中，没有电的天数预测了婴儿的表观遗传变化，不论母亲的主观压力水平如何，但一个人积极的解释无疑会减轻压力的"毒性"。让我们面对现实吧，生活中从各个角度向我们袭来的事情，从家庭义务到工作再到报纸头条，就像神奇女侠的守护银镯一样，积极的立场可以避开压力，并使我们在这个过程中感到自己更像战士。（要是我们能得到真言套索就更好了。）

在西方医学中，我们对心理和身体的人为分离干扰了我们看到健康大局和处理相关隐藏因素的能力。幸运的是，安娜有一个幸福的结局，但对于每一个安娜，还有装满其他被我们误诊的患者的"大型飞机"来说，也许我们要做的还远远不够。事实上，心理和身体在生理上是相互联系的，并且受到我们刚开始理解的隐藏因素的影响。我们可以利用对压力如何影响我们的心理和身体健康的理解来增强我们的抗压能力。

在2000～2010年中期，世界卫生组织、医生和公共卫生领导人以及卫生政策制定者开始了一场全球运动，即"没有心理健康就没有健康"。它强调了心理和身体症状之间的重要相互作用，以及未经治疗的精神疾病对身体健康的巨大影响。正如我们将在下一章中讨论的那样，为了使这一运动取得成功，我们需要你的参与。通过共同解决我们健康的隐藏因素，我们所有人都可以增强我们的集体抗压力。

第十章
我们所有人：集体韧性 ^①

如果你想改变世界，从改变你自己开始。

——圣雄甘地

1978年，正值冷战期间，美国参议员泰德·肯尼迪乘坐飞机前往阿拉木图，那里是壮丽的雪山环绕的外伊犁阿拉套山脉。世界卫生组织（WHO）邀请肯尼迪和来自世界各地的领导人共同跨越政治分歧，讨论紧急问题。在九月的六天里，初级卫生保健国际会议在宏伟的列宁会议中心举行，以"合作和服务的精神"为宗旨。尽管核战争的威胁一触即发，这些领导人放下政治分歧，将注意力集中在世界共同的人类问题上。

肯尼迪是被暗杀的总统和司法部长的兄弟，他的参与具有象征意义。肯尼迪兄弟的被暗杀不仅对肯尼迪家族造成了创伤，参议员

---

① 即集体抗压能力。

肯尼迪的儿子帕特里克后来说他父亲大多数时间默默承受着深深的痛苦，而且对整个美国也造成了集体创伤。阿拉木图宣言旨在解决对个人和集体心理健康的类似袭击。首次，一群政府团体聚集在一起，表示健康不仅仅涉及疾病。领导人们宣布，任何对健康的定义都必须包括心理健康和我们的整体社会福祉。

但是，就像本书一样，阿拉木图的领导者们对重新定义健康并不满足。他们希望有一份路线图。他们知道健康发生在社会环境中。如果健康状况不佳的根源在于我们的社会环境，那么改善健康的解决方案也应该在其中。他们问道，如果我们所有人都有参与医疗保健的"权利和责任"会怎样？个体能否不仅仅是专业人士，还可以为他们的同胞提供预防性护理呢？凭借我们可以相互帮助提高健康的激进想法，我们迈出了开创性的全球集体抗压的步伐。

当我们穿越隐藏因素的圆环时，我们看到我们之间的积极联系从家庭和社区开始。当一个小女孩在她的周围环境中感到身心安全时，她会感到轻松。她的大脑会更富有创造力和游戏性。在她的日常生活中，她承受着较少的负面压力，这意味着皮质醇水平降低，炎症减少，从而降低了她在成长过程中患病的风险。当疾病发生时，她的应对能力会更强。感到安全是健康的一个关键组成部分。但是良好社交联系的积极益处不仅仅限于孩童时期。在个人层面上发生的事情——一个人的情感幸福感和价值——可以产生指数级的影响。温暖和支持的感觉能改善孩子的精神状态。感受到喜欢和受重视，她更愿意在学校和社区中发言和参与。她关心他人，并相信他们也会关心她。随着她的成长，她与儿子建立起信任。受益的不仅仅是她的儿子，而是所有人。因为现在一个安全的孩子成长为一个安全的女性，她回报了她所获得的支持和信任。她将帮助他人在家庭、工作场所和社区中感到安全。

这听起来可能像一个美好的寓言，但实际上它是繁荣社会的一个重要组成部分。我们所讨论的和阿拉木图宣言的核心超越了个体（"我"）或社区（"我们"）。它是个体与她所在社区之间的双向合作伙伴关系，形成了归属感、保护和目标感。我们相互联系的网络构成了集体韧性的安全网。虽然它起源于你我的家庭，但它对我们所有人都产生影响。

集体韧性类似于马丁·路德·金博士所称的"亲爱的社区"。通过理解和善意，所有人都可以享受情感福祉与和平，并共享地球的财富。金博士在一篇文章中写道，在一个亲爱的社区中，"贫困、饥饿和无家可归是不被容忍的，因为国际人道主义准则不允许它发生"。我们所有人都有责任确保每个人都有足够的资源。亲爱的社区是那种"人们以他人为中心，而不是以自我为中心的地方"，一个人会特意去帮助陌生人，两个持有相反观点的人可以成为朋友。金博士相信，如果有足够多的人致力于和平解决冲突，这是现实的。因此，尽管金博士的愿景尚未实现，但只要我们承诺成为积极的成员，它仍然是可以被实现的。

阿拉木图宣言为马丁·路德·金博士梦寐以求的"亲爱的社区"提供了一线希望。他们在1978年就已经意识到，在世界似乎正在分崩离析之际，每个人的健康都需要远离医院和诊所的集体行动。为了实现1978年阿拉木图宣言的目标，每个公民（包括你和我）都必须认识到其在社区健康中的领导角色。这次会议呼吁"所有政府、所有卫生和发展工作者以及全球社区立即行动起来，保护和促进全球人民的健康"。简而言之，该组织制定了一份集体韧性的蓝图。

在哈萨克斯坦边境的中国实行的"赤脚医生"计划展示了这种关于健康的新愿景。这个计划发生在当时的经济还相对落后的中国，它证明了改善健康并不需要更多的资金，只需要更多的创新模式。"赤脚医生"开创了"任务转移"的方式，不再要求受过高度培训的医疗专业人员提供所有医疗护理，而是将一部分责任转移给社区工作者。在西方医疗体系中，治疗集中在诊所和医院的医生手中。但是中国复杂的人口分布需要一种不同的方法。

在20世纪50年代，大多数医生住在城市，而大多数中国人生活在农村。为了满足他们的健康需求，政府招募了当地农民参加基础医疗和急救课程。课程专注于妇女和儿童的健康。参与者学习疫苗接种和卫生知识。数百万"赤脚医生"与他们的患者一起在田间工作。该计划将淡水寄生虫感染"大肚子病"或血吸虫病的患者从1000万人减少到240万人。一名"赤脚医生"保护的人数相当于芝加哥、休斯敦、圣地亚哥和凤凰城的人口总和，他能保护这么多人免受第二常见的寄生虫疾病（仅次于疟疾）的并发症的影响。

"赤脚医生"计划达成了低成本而令人瞩目的成功，它在人们需要的地方提供了即时的帮助，并可以成为改善全球医疗的模范。它甚至可以成为医疗资源严重有限的地区的医疗模式。而阿拉木图会议的与会者们也知道这一点。

但是在阿拉木图那次独特的峰会之后，已经过去了四十多年，我怀疑，除非你学习过公共卫生，否则你可能从未听说过该宣言或"赤脚医生"计划。即使作为一名医生，我也不知道这个宣言。该宣言是全球卫生领域的一个重要里程碑，但它却像一瓶装在瓶子里漂流的信笺一样被束之高阁。所以，怀揣着这个明亮的愿景，我们如何才能实现它？我们需要什么工具来建设"亲爱的社区"并提升我们的集体韧性呢？

阿拉木图宣言的原则和"赤脚医生"等项目，在中国这个当时在经济上还尚且落后的国家率先实施。今天的西方医学世界可以与他们密切合作，但这确实需要思维的转变。在2018年，我们的治疗仍然集中在医生手中。如果我们真正想改善健康，我们需要超越医院的思维。将责任从少数专业人士转移到众多受过培训的社区成员的干预措施是一个令人兴奋的可能性，特别是在治疗需求远远超过现有医疗资源承载力的情况下。正如我们将看到的一些任务转移项目，虽然许多仍处于试点阶段，但已经取得了惊人的成果。

以孕产护理为例。许多妇女在分娩前后缺乏基本的监护。在怀孕期间和产后没有得到适当的医疗护理，可以治疗的并发症会恶化，并可能导致死亡；在全球范围内，每两分钟就有一名母亲死于与分娩有关的并发症。在美国，每天有两名妇女死亡。最令人悲哀的是，据估计有98%的孕产妇死亡是可以预防的。

"每个母亲都很重要"等项目旨在使孕产过程对所有母亲来说都更加安全。这个组织由人权倡导者克里斯蒂·特林顿·伯恩斯创立。她在女儿出生后遭遇并发症且差点儿丧命后，决定攻读公共卫生硕士学位，并利用自己的名人身份来拯救母亲（和家庭）。该组织帮助培训非专业人士，例如助产士，在全球范围内安全地执行一些目前由医生和护士负责的任务，以显著改善健康结果。

如果更多的护理工作从医院和诊所转移到人们居住的社区，更多的母亲、孩子和家庭将能够茁壮成长。例如，1997年《美国医学会杂志》发表的一项令人瞩目的研究描述了在纽约州南部半乡村社区进行的一项简单的产前和幼儿期家庭访问计划的惊人结果。这些妈妈中，90%是白人，约有一半是未婚或年龄不到19岁的人。与仅接受常规儿童保健诊所访问的对照组相比，定期接受家庭产前护理的妈妈们的健康状况更好，不太可能使用酒精、烟草和其他药物。儿童虐待和忽视的发生率也降低了。

也许最令人惊奇的部分是，社区家庭访问显著减少了子女十五年后的犯罪行为。这些孩子更不太可能逃跑、被逮捕、被定罪或违反缓刑。但要看到这些结果，我们必须投资于社区抗压力的长期发展。在美国，政客们谈论要"严厉打击犯罪"。相反，我们需要"温柔对待新妈妈"。为妈妈们提供更广泛的社区和家庭支持不仅影响到这一代人，还会影响到后代。

关注精神健康的倡导者采用了类似的社区护理模式。2018年，每五个人中就有一个（在美国和英国）受到某种精神疾病的影响。在美国，这意味着有4470万美国人。儿童尤其受到影响，抑郁和自杀的发病率不断上升。最糟糕的是，一半的成年人和儿童患有精神疾病却不寻求治疗，全球每年有80万人死于自杀。其中部分原因与社会耻辱和较少的精神健康资源有关。

让情况更糟的是，心理健康被放在了身体健康的次要位置。根据世界卫生组织的数据，2018年全球援助中只有百分之一用于心理健康。提醒一下，抑郁症是全球导致疾病和残疾的主要原因。每年因此而造成的生产力损失达一万亿美元。世界卫生组织宣布精神疾病是全球健康面临的远大威胁，超过心脏病、癌症或糖尿病。

虽然对心理健康治疗的投资最终能够抵消高昂的社会成本，但在2018年，美国仍有32个州不保证心理健康护理的平等覆盖。尽管所有这些数据令人沮丧，但我们仍有抱希望的理由，但需要你和我参与其中。

在美国，对心理健康服务的需求远远超过可用资源。作为从事心理健康工作的人，我知道要预约精神科医生或心理治疗师是多么困难和昂贵。当危机来临时，等待三周才能见到医疗专业人员是行不通的。而且，预防危机发生岂不是更好？纽约市心理卫生委员会主任加里·贝尔金博士告诉我，继续把所有的关心和资源集中在诊所或医院这个"黑盒子"上"似乎是愚蠢的"。毕竟，"99.99%的生活发生在黑盒子之外"。

这就是像"心理健康急救（#BeTheDifference）"这样的项目的

作用所在。与"每个母亲都很重要"一样，"心理健康急救"培训同行、教师、家长、邻居、警察、消防员、办公室员工和社区领导者（你也可以参与其中），以安全地提供初步支持或帮助处于危机中的人。

心理健康急救就像参加心肺复苏（CPR）课程一样，你可能会挽救生命。在为期8小时的课程中，参与者学习如何识别和应对焦虑、抑郁、自杀念头和过量使用药物等心理健康挑战。为了传播这一信息，歌手嘎嘎小姐（Lady Gaga）的"天生如此（Born This Way）"基金会与国家行为健康委员会合作培训这一新型急救人员。到2017年，美国接近一百万人接受了培训。也许你将加入他们的行列。

尽管你可能从未听说过阿拉木图，但像"每个母亲都很重要"和"心理健康急救"这样的项目正在传承其精神，即我们有责任互相照顾。贝尔金博士及其团队设计了一个名为"茁壮成长纽约（ThriveNYC）"的项目，培训托儿所、教堂、老年中心、日间计划和监狱中的业余或同行健康工作者，以帮助解决该市未被满足的心理健康需求。其他的任务转移计划也在糖尿病护理和营养服务中出现。

尽管取得了这些成就，但阿拉木图宣言、任务转移计划和隐藏的因素背后的巨大潜力仍未被发掘。我们为什么很难接受有关互相关心和帮助邻居的信息？我们错过了什么？我们如何给予和接受帮助？正如我们讨论过的，集体韧性是你（个人）和社区之间动态的双向过程。而集体韧性的核心是坚实的信任纽带。

然而，信任他人是困难的，尤其是当我们觉得我们有充分理由不相信他人时。我们让我们的差异阻碍了合作。我们与志同道合的人紧密团结起来，在我们的阵营周围筑起壁垒，形成"我们对他们"的思维。燃烧的冲突侵蚀了信任和友好。

当我们感到不信任和恐惧，觉得有人要对付我们时，我们就不太愿意合作，即使这符合我们的最佳利益。这种行为在经济学中得到了深入研究。"囚徒困境"阐明了在理性的自我利益（在对方对我们做出行动之前先对他采取行动）的前提下，这种行为可能适得其反。关键的困境是你必须信任你的合作伙伴并与之共同合作才能成功。如果我们能够相互信任并共同努力，我们都将受益。当我们不信任彼此时，我们都将受损。合作是人类社会的基础，信任也是健康的基础。这意味着，除非我们扭转局势，不然我们将面临麻烦。

对他人信任的减少意味着不太愿意投资于可以惠及每个人的公共利益和服务。这包括学校、公园、道路、桥梁、图书馆、博物馆、消防部门、公共安全、法院、清洁空气、清洁水源、医疗保健或艺术等。信任使我们能够认识到，投资于他人就是投资于我们自己。这也包括国际事务。想象一下，如果实地部署的军队投下的炸弹更少，建设的学校更多，也许长期的占领行动会带来一代学者而不是战士。如果我们不为每个人投资于公共利益服务，那么我们都会错失机会。

在20世纪70年代，大约60%的人（在英国和美国）同意以下陈述：大多数人是值得信任的。到2000年，这一比例下降到30%。在2018年，爱德曼信任指数发现美国在18年来在政府、非政府组织和媒体等机构方面的整体信任程度下降最多。这种巨大的下降对我们的日常生活有重大影响，因为信任影响人们的行为方式。当我们担心对方想要伤害我们时，我们很难放松。

对周围人的恐惧和不信任让我们产生压力，并在身体上改变我们的大脑。这就像与狮子共处一般。一旦我们的原始大脑杏仁核被激活，恐惧回路就会覆盖我们清晰思考和用更冷静的大脑皮质解决问题的能力。来自纽约大学的神经科学家温迪·铃木博士等人得出结论，如果我们每天都感到威胁，我们的临时叶和海马体等关键区域的大脑容量会减少，从而降低我们学习、创造和想象的能力。（这也是学校和工作环境中的信任如此关键的原因之一。）

对不公平的愤怒可能是与生俱来的。毕竟，猴子在完成小任务后得到黄瓜作为报酬会感到非常满足，直到其中一只猴子在其他猴子的面前，得到了一颗葡萄。这一幸运猴子得到葡萄引发了其他猴子的愤怒。它们大发雷霆，常常愤怒地把黄瓜扔向研究人员，表示对不公正的蔑视。（如果你在学前班分发的小蛋糕中大部分是香草味，只有几个是巧克力味，同样会引发骚动。我提前警告你。）看起来我们无法避免比较，并且如果我们处于劣势，就会感到愤怒。信任影响我们每天的情绪幸福感。

伦敦政治经济学院名誉教授理查德·莱亚德的工作表明，我们之间减少的信任及其带来的困扰，对我们的心理健康有重大影响。本章开头描述的小女孩就代表了我们所有人。当你或我感觉良好时，我们更能做好事。我们更主动地与彼此互动。当冲突出现时，我们有能力做出回应，而不仅仅是反应。良好的感觉有助于问题解决、信任和集体依赖。相反，当我们感到不快或恐惧时，我们就无法照顾他人并为共同利益做出自己的贡献。如果不加以控制，这将形成一个恶性循环。这意味着我们有工作要做。

为了试图了解我们可以如何重建我们的集体韧性，我与莱亚德教授进行了交谈。尽管他拥有令人敬畏的头衔，但84岁的他保持着开放和年轻的热情，像是一个充满使命感的人。他以他乐观的态度以及对心理健康的创新方法而闻名，他还获得了"英国幸福特使"的绰号。他的研究揭示了注重利润让我们忽视了生活中更重要的事情。

尽管个人收入显著增加，国内生产总值飙升，但研究表明，与50年前相比，人类并没有更加快乐。所有的证据都表明，临床抑郁症自二战结束以来有所增加。正如我们在第四章中讨论的那样，一定程度的财富有助于健康和幸福，这就是我们帮助人们摆脱赤贫的重要性所在。但是在一定数量的财富之后，幸福感并没有真正地增加。在英国，收入的变化仅解释了幸福感变化的百分之一，在任何一个国家这一数值也不超过百分之二。就像健康悖论一样，还存在着财富悖论：随着我们的收入翻倍，我们的情绪幸福感却减少了。

莱亚德教授指出，我们过分关注金钱会促使"一个过分竞争的环境，在这个环境中，人们过度担心收入、成绩和外表"。他建议，我们不应该把重点放在努力工作赚更多钱以期望幸福会随之而来，而是需要将个人和集体的注意力转向实现更多幸福和情绪福祉。

幸福并不是一种模糊的目标。事实证明，只要问一个人感觉是否好（或不好），就可以在不同性别和国家之间沿着可靠的连续性进行测量。这也与威斯康星大学麦迪逊分校的理查德·戴维森进行的功能性神经影像学研究明确相关，该研究显示积极情绪与左前额叶皮层激活相关，而消极情绪与右前额叶皮层激活相关。只有当我们善待彼此时，才能持续享受生活的乐趣。

当我问莱亚德教授如何重新建立信任和相互尊重时，他回答说："我们需要进行一次重大的文化变革。"作为个人，这听起来是令人不知所措的，但他有一个可能行得通的计划。它将涉及你和我。

要在严重冲突中建立全球信任和集体韧性，并不需要坐飞机去哈萨克斯坦的阿拉木图，在庄严的会议大厅里坐在不舒适的座位上。我们只需坐在家里的餐桌旁，从那里开始。第一步是关注我们个人的情绪福祉（讽刺吧？），这样我们就能专注于解决问题。然后我们需要学习解决冲突的技巧。

莱亚德教授正在尽力解决情绪福祉问题。在2010年，他与社会创新者杰夫·穆尔根、教育家安东尼·塞尔登合作，设计了一个名为"幸福行动"的计划。这一全球运动旨在让个人，包括你和我，重新承诺过更加幸福的生活，而不仅仅是追求更多财富。他们聚集了来自心理学、经济学、教育学、神经科学和公共政策等各个领域的专家，利用证据基础来帮助提升个人和社会的心理福祉。来自"为人类设定伟大目标"和"十亿人幸福计划"的莫·高德特也在提供帮助。全世界数百万人已经加入了这个运动。

快速获得幸福的一种方式是采取行动。正如一句格言所说，"要感觉好，就要做好事"。作为第一步，你可以在该团体的网站①上承诺，我已经这样做了。承诺是这样写的："我将努力在我周围的世界中创造更多的幸福和减少不幸。"这个想法是让每个人在个人生活中，无论是家庭、学校、工作场所还是社区，都能怀有同情心。换句话说，在我们在本书中讨论过的所有隐藏领域中，机会都在等待着我们。我们可以给自己定下任务，抱有更大的同情心，并扩大社会信任。

"幸福行动"计划和其合作伙伴（例如以被杀害的41岁女议员和两个孩子的母亲乔·考克斯命名的乔·考克斯基金会）已经取得了令人瞩目的进展。他们在英国建立了示范性的心理健康项目，以解决治疗缺口、自杀和孤独问题。2017年，英国甚至任命了首位孤独部长，直接应对这一庞大的心理健康需求。甚至经济合作与发展组织（OECD）这个富裕国家俱乐部最近也采用了幸福指标或国民幸福总值（GNH）作为成功的衡量标准。

---

① https://www.actionforhappiness.org

在个人层面上，"幸福行动"计划创建了一个为期八周的课程，名为"探索什么是重要的"。这个班级以小组形式每周进行一次活动。这个活动让大家一起探索什么对于幸福和有意义的生活而言是重要的。它利用科学证据来探讨诸如逆境、人际关系、改善我们的工作场所和社区等主题。在会议期间，人们分享自己的经历，最后，参与者选择如何根据他们在那一周学到的东西行动，比如与邻居联系或者与排队时的某个人聊天。这些都是简单的事情。完成这门课程的人比失业后找到工作的人获得了更大的幸福提升。在与莱亚德教授交谈后，我自愿在纽约组织一个小组。也许你也会在你的家乡开始一个小组。

"探索什么是重要的"小组中涌现出的一个绝妙的想法是"幸福咖啡馆网络"，它在世界各地兴起，包括英国、加拿大、哥斯达黎加、中国、澳大利亚等地。咖啡馆可以在咖啡店、社区中心、教堂或清真寺、学校等任何常见的聚会场所举办，这些活动可以帮助人们分享自己的故事、感受到启发，并与他人建立联系。这个想法是让人们离开时比到达时感觉更好。莱亚德指出，幸福归根结底取决于我们的社交关系，而这些咖啡馆正促进了这种关系。"最终，面对面的关系给予了最终的满足感。"参与对话，感受到被倾听和尊重有助于我们放松、建立信任，并创造积极的联系和心理安全感。

群体活动可以帮助我们创造一个安全的空间，扩大信任圈，比如参加"探索什么是重要的"课程、幸福咖啡馆、家长聚会、团体治疗、国际义工旅行小组、写作俱乐部、合唱团、倾听圈、瑜伽或跑步俱乐部。（我个人最喜欢的活动之一是"灵魂骑手"，它旨在为骑手创造一个安全的情感空间，我听说过教练们无畏地分享自己的创伤和克服逆境的经历。）当你开始寻找时，会发现存在多种形式的参与活动，你可以在其中感受到与他人的联系，建立心理安全感，并讨论共同的经历。从我在医学院迎新时开始，我就被分配给大约十个同学的"小组"，我们讨论我们的希望和恐惧。虽然在第一个月，我们都定期与教员导师和年长的学生一起会面，作为正式课程的一部分，但我们在接下来的几年里继续非正式的聚会，通常在午餐时或偶尔在晚间聚餐时。这是培训中无可估量价值的一部分，也是我喜欢医学院的一个重要原因。

　　群体活动提升团结感，部分原因在于意识觉醒。这个基层的想法在民权运动、劳工组织和妇女运动中有着历史渊源。团结意识提高了，人们就会意识到自己并不孤单。它验证了你的经历，以及你没有理由感到被嘲笑或"疯狂"。一次真诚的对话可以通过"四个A"——意识、接纳、吸收和行动——在群体参与者中引发变革。这通常在一定程度上由组织者促进的，尤其是当第五个"A"——愤怒出现时。

　　超越抱怨的群体帮助我们消化愤怒，并在面对创伤时重新建立对他人的信任。莱亚德教授说，他在他漫长的一生中发现，"愤怒不会带来好结果，但团结是重要的"。因此，如果我们创造一个认可情感和经历（即使是那些巨大而丑陋的经历）的庇护所，它可以帮助提升情绪福祉，培养与他人的团结，并塑造集体韧性。

实现真正的团结还需要我们提升解决冲突的能力。信任和情感福祉的一个基本部分是能够认识到我们的差异。成功群体的关键技能之一就是能够倾听彼此并处理意见分歧。冲突是我们国家和家庭日常生活中不可避免的一部分。平均每8分钟，美国家庭就会发生一次争执。在我有三个年轻男孩的家庭中，他们都想同时玩同一个玩具的时候，感觉就像是每2秒会发生一次争执。但是我提醒自己，学会解决冲突是一项非常有价值的技能，需要日常实践。我们一辈子都在不断学习如何更好地解决冲突。

敬爱的金博士和其他和平缔造者，如甘地，相信每个人都可以利用冲突解决的工具来创造一个更有爱的社会。金博士认为暴力是一种学习的行为。他还认为我们可以训练自己找到其他解决我们差异的方法。金博士曾说过："不是在暴力和非暴力之间选择，而是在暴力和不存在之间选择。"和平研究表明，暴力通常不是无中生有的，它源于未得到解决的冲突的爆发。

20世纪90年代末，我在大学毕业后住在华盛顿特区。我那时几乎没有钱，每周日我唯一的奢侈体验就是去角落的快餐卷饼店吃饭。一天晚上，我和几个朋友偶然发现了一个名为"暴力解决方案"的免费晚间研讨会，由记者和和平研究教师科尔曼·麦卡锡授课。当时，华盛顿特区以世界谋杀之都的名声闻名。我们所有人都在发生过许多暴力事件的社区工作和居住，我们都多次听到枪声在这个国家首都响起。这堂课让我们对如何提供帮助有了一点儿了解。20多年后，我仍然翻看着我的破旧笔记本，并思考着。

想象一下，如果我们每个人都学会了巧妙地处理冲突，我们的家庭、学校、工作场所、社区和国家会有多么不同？在未来几十年里，保持我们星球的健康将需要我们所有人的共同努力。我们的星球在未来几十年将面临一些重大的环境挑战，我们需要摒弃分歧，共同合作解决问题。就像我在本章开头描述的小女孩一样，如果我们能感到他人支持我们，愿意帮助我们解决冲突，那该多么令人宽慰。这种心理上的信任是"亲爱的社区"建设的基石。正如麦卡锡所说："成为一个和平主义者并不意味着被动。它意味着成为一个和平缔造者。"以下是麦卡锡、甘地和金博士教导的八个关键的冲突解决技巧，结合了我个人的经验：

（1）明确冲突的名称。令人惊讶的是，75%的时间里，争吵的双方对不同的问题感到愤怒。所以确保你了解实际引发争议的问题，并收集所需的信息以增进对问题的理解。在急诊室，我从顶级医院保安那里学到，当卷入冲突时，始终从"问题是什么？"而不是"发生了什么？"开始，后者可能触发指责游戏。

（2）这不是你对我的斗争，而是你和我共同对抗问题。例如，在美国，这不是红州对蓝州①的斗争，而是我们所有人寻求共同点。冲突解决是关于打败不公正的体制、力量、政策和行为的，而不是关于人。换句话说，你不是试图羞辱对方，而是与之共同解

---

① 红州和蓝州是美国选举中两个倾向性表述，红色代表共和党，蓝色代表民主党。

决一个棘手的问题。民权领袖（如金博士和约翰·刘易斯议员）还教导说，如果对方选择忽视问题或退出讨论，你需要创造性地找到一种方式继续对其施加道义压力（例如乘坐公共汽车和坐在就餐柜台上）。

（3）找一个中立的地方进行对话。在学校里，可以有一个"和平室"，指定同学作为调解员；在家里，可以有一个"和平桌"，用来解决冲突。在曼哈顿地区的公寓里，我们经常在地板上规划出一个听众圈，类似于美洲原住民的风格。关键是从战场思维转变到更理性的"皮层思维"。

（4）听多于说。当紧张局势升级时，参与者需要感到他们有机会被公正地倾听。为了促进这一点，可以借用美洲原住民传统的"谈话棍"。（在我们的家庭会议中，我们经常使用一个填充动物或遥控器。）只有拿着棍子的人可以说话，他可以继续说直到他觉得自己已经表达完毕。其他人只能提出澄清问题。一旦有人知道他有表达自己的空间，紧张局势往往会大幅度减少。（最好在情绪激动之前建立这些会议的基本规则。）

（5）列出共同关注和需求。共同解决问题有助于建立合作关系。在这个过程中使用优雅和幽默的话语，并敞开心扉去寻找对方的优点。通过询问细节（那时你做了什么？）来引出事实，避免意见和激化情绪。

（6）从一个小的可行行动开始。要解决重大问题，先迈出一小步来解决问题，然后从那里积累动力。试图一次解决太多问题往往往会导致失败。正如一位在急诊室的专业社工教给我的，礼貌地提醒一个可能提出不合理要求的愤怒的人，你不能给他你所没有的东西。

（7）学会宽恕。宽恕与是非对错不同。你可以不同意某人的行为，但仍然可以宽恕。（这让我想起约翰·刘易斯接受了几十年前在民权运动中殴打他的一名男子的道歉。刘易斯不仅宽恕了他，而且那名男子和他的儿子事后多次拜访刘易斯。）将行为归类为好或坏，而不是归咎于人。这样做的目的是放下复仇的心理负担，为和解和向前迈进创造机会。冲突解决的终极目标是友谊、理解与和解。否则，冲突的循环只会在地下继续。此外，你必须创造机会让人们重新振作。

（8）用慈悲对待自己。麦卡锡、金博士和甘地传达的信息与莱亚德教授和本书相呼应：如果你关心自己的情绪健康和幸福（并且保证良好的睡眠），你将更好地应对冲突并站出来为他人辩护。

生活给了我们许多机会以练习这些技能，目标是使这些习惯变成本能。通过这样做，你将开始揭示你周围存在的不公正行为。因为有时候，如果这些不公正不发生在你身上，你可能不会意识到它的存在。即使你意识到了，你也可能会觉得这和你无关。但是，在"亲爱的社区"中，站出来并指责不公是至关重要的。我想起了一个三年级的孩子在操场上听到他的朋友被一些五年级男孩称为"愚蠢"。他对那些孩子说："嘿，那样不好。"当那些孩子没有回应并继续嘲笑时，他找到了那些孩子的家长并告诉了他们。那些家长很高兴地倾听并解决了这个问题。那个孩子的勇气使游戏继续进行，而不再有人被嘲笑。想象一下，如果我们所有人都有勇气在操场、学校和工作场所反对不友善的行为会怎么样？如果不加以解决，欺凌、谎言和不义似乎是可以被接受的，会破坏社会的纽带。但是，如果有一个勇敢的人揭露了不公正，我们就不再处于黑暗中，我们也不再孤单。通过发声，我们验证了彼此的经历，并创造了勇气和信任的连锁效应。我们可以通过为彼此发声来修复和增强我们的集体韧性。

我在一个不太可能的地方发现了声音的力量：美妆店的化妆柜台。2018年2月，为了给一个演讲做准备，我决定休息一下，给自己买一些口红，这是我很少做的事情。在那个小小的贝玲妃化妆品店里，一位工作人员问我是否介意给一位美容学生当模特。这位学员是一个身材娇小的年轻女人，留着黑色的齐肩长发，有着充满智慧和冷静的眼神。那个人介绍她是娜迪亚。虽然我有其他事情要做，但我同意了。当我坐在吧台凳子上时，我还是比她纤弱的身材高出很多。这位看似害羞的年轻女人几乎没怎么说话，我闭上眼睛，她轻轻地用刷子在我的脸上画着妆，听从她经验丰富的指导师的指示："是的！是的！她那里需要更多的遮盖，还有那里，还有那里！更多！"

我闭着眼睛问娜迪亚关于学习成为化妆师的事情。我了解到她的梦想是有一天开一家美容店，帮助女性感到自信和美丽。是的，化妆可以给人以力量，正如我们在第二章中所了解的，美容师的关怀触摸对人类的健康来说是有意义的。我们也从第三章中了解到，美容店也提供了一个重要的社交场所。

在我们交谈的过程中，我感觉到娜迪亚并不住在纽约。我了解到她在伊拉克的一个小镇长大。化妆师解释说她是来参观的，并且《魅力》杂志赞助了她的培训。好吧。然后他补充道："娜迪亚逃脱了奴役。"什么？我睁开眼睛，他继续说："克鲁尼·阿迈勒是她的律师。"接下来，我了解到眼前这个安静的年轻女人是如何在黑暗中勇敢发声的。当其他人感到被羞辱而沉默不语，或者无法为自己说话时，她为他们说话。

在2014年8月3日晚上，当21岁的娜迪亚还是一个静谧的农业社区高町的居民时，伊斯兰激进分子袭击了那里。她的六个兄弟和61岁的母亲在那个晚上被杀害。她和她的两个姐妹以及她们村里的其他年轻女性被掳为奴并被迫劳动。在随后数月的囚禁中，她屡遭强奸、殴打和折磨。当她试图逃跑并失败时，她被殴打和轮奸。当她最终逃脱并获得安全时，她选择分享自己的故事，而不是保持沉默。她觉得自己有责任帮助仍然被奴役并不断遭受性暴力的成千上万的妇女和儿童。她也知道，谈论这种"如此痛苦和私密"的事情存在着巨大的个人风险。但是，她还是这样做了。她承诺不仅为她祖国的人民发声，也为世界各地战争和性暴力的无数受害者发声。

娜迪亚写了一本关于她的经历的书，名为《最后的女孩：我被掳为奴的故事，我对伊斯兰国的抗争》。她受到她的律师克鲁尼·阿迈勒的邀请，代表幸存者在联合国发表讲话。最终，在2017

年9月，联合国通过了一项决议，调查这些罪行。娜迪亚希望唤起对针对妇女的持续暴力的关注，追究犯罪者的责任，为幸存者争取正义，并重建被种族灭绝摧毁的社区。她说："我们必须关注人性，克服政治和文化分歧。"简言之，我们必须开始"优先考虑人性，而不是战争"。娜迪亚的言行呼应了金博士所说的"亲爱的社区"。当化妆师为我们拍了一张照片时（见下图），我意识到我是娜迪亚坚定的勇气的学生。

随着时间的推移，半年多过去了，我听说了诺贝尔和平奖委员会宣布了2018年的获奖者，所以我搜索了一下看看是谁获奖了。我凝视着弹出的照片，那双坚定、充满智慧的眼睛回望着我。果然，娜迪亚获得了奖项，成为有史以来第二年轻的获奖者，与来自刚果民主共和国的丹尼斯·穆克韦格博士一起获奖。丹尼斯在一次刺杀中幸存，因为他帮助了被强奸的幸存者，谴责他所在国家的持续冲突，并在联合国呼吁正义。两人都展示了无畏的勇气，用他们的声音结束将性暴力作为战争武器使用的行为，并为妇女提供所需的医疗帮助。

炸弹不会杀死思想，但言辞可以。娜迪亚说她讲述自己的故事，因为这是她对抗羞耻的最佳武器。她的勇气鼓舞了无数人为妇女、正义与和平而站出来。我希望它也能激励你。科尔曼·麦卡锡说："通过非暴力学习和平，与其说是为了让世界摆脱炸弹，不如说是为了让我们的内心摆脱炸弹。"娜迪亚勇于面对冲突使我们的集体更具韧性，也使我们更健康。

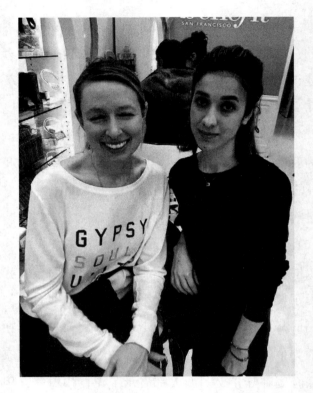

图6　作者会见娜迪亚·穆拉德

正如我们在本书中所看到的，我们的健康主要取决于我们的社交环境和对共同利益的投入。我们之间的信任纽带将其紧密地连接在一起。建立信任的关键部分是关注我们自己的情感福祉，这样当冲突发生时，我们才能勇敢地做出有效的回应和无畏的沟通。想象一下，如果我们每个人都致力于互相照顾，发声反对不公正，并以和平方式处理我们之间的分歧，会发生什么？我们和谐一致的声音能够触及那些感到孤独的人，并提醒我们，所有人都存在一种根本的善良，我们都可以发掘这种善良。在这个良性循环中，我们个人的行动为每个人提升了集体的适应能力。亲爱的社区始于我们每个人。就像娜迪亚一样，你要知道你的声音很重要，我们的人性与他人相互联系。正如我们将在下一章中介绍的那样，你的日常行动会产生和平的涟漪效应。

结 论
涟漪效应：通往仁慈之路

每当一个人为一种理念站出来，或者采取行动改善他人的处境，或者反抗不公正，都会发出一丝微小的希望的涟漪，这些涟漪从百万个不同的能量和勇气中心交叉穿越，逐渐形成一股能够冲垮最强大的压迫和抵抗的洪流。

—— 罗伯特·F.肯尼迪

仁慈孕育仁慈。

——索福克勒斯（公元前447年）

是什么让我们变得健康？

让我们回到旅程的起点，回顾我们对健康和幸福的定义。在本书的开始，我说过我希望赋予你改变你健康的能力，但方式不同寻常。我承诺不会给你一个十步健身计划或两周的饮食方案。通过饮食和健身计划来定义我们的健康，或者至少是我们对健康所能做的事情，是很诱人的。但健康远远超出了这些快速解决方案或零散的措施。而且，它比吃一堆羽衣甘蓝还要有趣得多。

当我们一起在医院的大厅里游荡，探索临床难题，并穿越健康的隐藏因素时，我希望你已经看到了健康悖论的核心：仅仅增加医疗保健开支并不能使我们更健康。

并排放置的拼图展示了一个惊人的画面。整体健康远远超出了当前的医疗模式。如果我们想改善健康，我们需要更广阔、更全面的视野来了解我们身上的问题。每个人都需要采用更广泛的健康定义。我们现在需要它：我们的个人和集体的幸福就取决于此。

到现在为止，这个更大更包容的画面正在变得清晰。从玛丽娜·莱维斯克这位关心白兔的博士后的故事开始，健康就已不仅仅是身体上发生的事情或者是我们的胆固醇水平。真正的健康不仅仅是我们的身体健康，它在我们进入医院之前就开始了；它包括我们的人际关系、工作、教育、目标、住房和社区。它还与公平和促进健康和环境安全的政策有关。

当我们抱着一个婴儿、给兄弟打电话或者和朋友去打保龄球时，健康与我们同在。当我们坐在办公桌前，或者在沙发上翻开一本书，或者在花盆里种郁金香时，健康也与我们相伴。健康还会在我们反对不公正、关注儿童福利时与我们相遇。当我们帮助眼前的那个人时，健康就在那里。健康存在于友善的目光和爱、尊重、安全的舒适中。真正的健康隐藏在我们日常生活中无数微小的时刻中。

本书专注于我们的社交世界如何成为我们的一部分，并有力地塑造我们的心理和身体健康。但我们也塑造着我们的社交世界。现在清楚的是，在第一章介绍的健康的隐藏因素模型不是静态的。相反，它是一个互动的流动系统：我们在每一个清醒的瞬间都参与其中。即使在我们离开后，我们的影响还在继续回荡。

早上我们走出门时给配偶或孩子的一个拥抱，可能会影响他如何处理工作或学校中的一次不愉快的互动。与邻居友好交谈可能会让其对在通勤路上咖啡店的收银员更友善。如果我们给员工鼓励或贬低的反馈，可能会影响她决定是否参加一个夜间课程来充实自己的头脑，或者选择在工作后在电视机前休息。这也可能会影响她回家后如何对待家人，进而影响他们当晚的压力水平。最终，这些简单的行动累积起来，影响我们每个人晚上的睡眠质量。这影响我们的健康，并在第二天早上重新开始这个循环。

想象一下！

我们每天做出的每个小小选择都会滋养我们的情绪健康或加重我们的压力，从而有助于或阻碍我们的身体健康。支持我们情绪健康的反复决策可以缓冲日常生活和一生中不可避免出现的负面压力。我们可以积累坚韧的储备，也可以消耗它们。这有点像蝴蝶效应（或者20世纪90年代的电影《选择的代价》）。我们行为上的最小改变都可能在未来产生连锁反应，对更重大的事件产生后果。这就是社会乘数效应的溢出效应。它展示了从友善的"你好"开始的巨大的力量。

　　事实证明，我们每天所做的这些小小的、看似微不足道的选择和经历创造了一个比我们想象的要庄严得多的文化基础。就像没有人是孤立存在的，在持续的起伏中，我们的每个行动都在隐藏因素中产生巨大的无形连锁反应（图7），这对我们每个人的健康都有深远的影响。

　　这是我在医学院和生活中希望了解的事情：我们的社会条件（隐藏因素）深刻地塑造了我们的身体和心理健康。支持情绪健

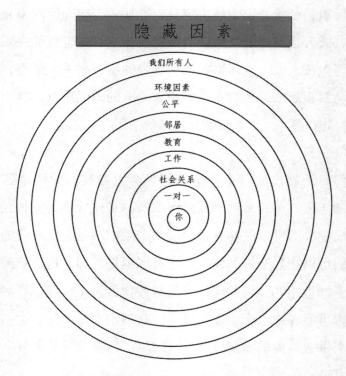

图7　健康的涟漪效应——隐藏因素的动态模型

康、减轻压力的善良和爱的选择，可能有助于预防或延迟多种（而不仅仅是一种）疾病的发生。毕竟，正如我们所讨论的，有充分的证据表明，"有毒"或长期的压力会增加炎症，缩短端粒，改变表观遗传，使人们患心脏病发作、中风、感染、癌症、糖尿病、精神疾病、骨质疏松症、自身免疫性疾病和早逝的风险增加。相反的情况也是如此。我们创造的抵御负面压力的缓冲越多，我们就越有"弹性"，即使可能出现疾病。虽然死亡是不可避免的，但健康的基本要素使我们在旅途中尽可能地健康生活。

在这种更广泛的健康定义中，不仅仅是我们自己的健康或易感性受到质疑。因为如果我为自己的压力创造了缓冲，我就可以通过与你打篮球或投票支持我们社区拥有更多绿色公园和更好的照明，或者通过像对待自己一样对待你来同时解决你的负面压力并建立我们集体的韧性。在这个动态模型中，我在世界上的行为影响他人，而他人的行为影响你。因此，我们的情绪健康是集体的，而不仅仅是对个体的塑造。这让我们来谈论善良。尽管我们聪明的大脑可能会欺骗我们认为我们只为自己而努力，但证据表明我们都在共同努力。

为了看到健康的涟漪效应，让我们回到第一章中的贝拉。在被诊断出胰腺癌三年后，她过上了充实的生活。虽然细胞、组织和器官层面发生了问题，但就个人而言，她茁壮成长。

需要明确的是，她的生活并不完美，没有人的生活是完美的。但她通过社交互动建立了重要的缓冲，以在压力时期保护自己。正如我们所看到的，真正的健康往往在一个人如何与疾病共存方面得到考验。

在贝拉被诊断出胰腺癌时，情况变得艰难。生活给了她一个双重打击。她的长期伴侣格雷塔早在那一年在一场意外的攀岩事故中去世，这一事故发生在离他们在纽约州韦斯切斯特市的家几个小时车程的地方。他们几十年前在法学院相遇。格雷塔一直非常爱运动，是一名经验丰富的攀岩者。在那个阳光明媚的九月早晨，不知何故，他的安全带出现故障并断裂。虽然悲痛难当，但贝拉有她的成年儿子托比、她的父亲（贝拉最好的朋友）、她的姐姐和侄女、一群堂兄弟姐妹以及她从公共法律事业中结识的一群法学院同学和同事的支持，帮助她度过最初的冲击。多年来，她培养了这些关系，就像她多年来支持他们一样，这些关系在她最黑暗的夜晚支撑着她。

幸运的是，在格雷塔去世之前很久，贝拉开始在他们社区的当地社区中心活跃起来。她觉得很幸运有这个中心，并且即使在冬天，她也会去那里活动。贝拉通过她的绘画和写作课程结识了许多朋友。在格雷塔去世后，贝拉通过写作来保持与他的联系。当贝拉被诊断出胰腺癌时，她利用绘画来在癌症治疗期间分散注意力。她的积极态度、善良和勇气激励了她在中心遇到的其他人。

在医院里，我遇到了贝拉，她成了备受喜爱的病人。她经常带着朋友、家人或邻居一起去化疗，有一次还带了糖果项链给医务人员。而当她在身边时，医务人员对其他病人总是显得更加愉快和友善。虽然她的身体疲惫不堪，但她总能让不愉快的事情感觉像是一个派对。她参加了一个癌症支持小组，并在儿子托比的帮助下鼓励当地组织加强家庭支持项目。她注意到，虽然她从不希望格雷塔去世或被诊断出癌症，但在这些经历后，她对生活和灵性的欣赏更加强烈。她还以不服从最初只能活六个月的预后而给我带来了启发。

我最后听到的消息是，贝拉活过了她的肿瘤学家。

贝拉的故事展示了涟漪效应，展示了她隐藏因素中的互动如何在逆境中促进了韧性。很容易理解，涟漪是动态的，并且它们可能在实践中变得难以分辨，因为它们以多种方式交织在一起。作为一个个体，贝拉慷慨给予和接受了善良、爱和支持。她还带来了创造力、活力和温暖。贝拉充分地回报了她所接受的支持，为他人创造了更多的幸福和和谐的涟漪。

在给我三个儿子读睡前故事时，当时六岁的瑞安专注地看着我。我刚读完的一句话是："爱心可以治愈我们。"瑞安把他的红发从眼睛上推开，靠近书页仔细看着。卡通画展示了一个躺在床上被神秘的红疹覆盖着的女孩，在朋友来访后微笑着站起来。而瑞安则坐在床上，浑身都是那些医生向我们保证是病毒引起的斑点。"妈妈，爱心不会让我的皮疹消失。它就是不会。"这次轮到我停下来。

确实，爱并不能像魔术一样，"咻"地一下就消除皮疹，愈合骨折或治愈癌症。但研究表明，它是健康的隐藏背景，每个人的身体都讲述着自己的故事。通过研究隐藏因素及其涟漪效应，我们知道善良和联系有助于预防疾病并减轻疾病的严重程度。而这里令人惊奇的是：培养关系、为社区做贡献、保持善良并不需要任何花费。我们每个人都有能力为他人和自己的健康做出贡献，我们只需要有意愿。寻找那些促进善良、公平和同情心的人可以激发行动。

在纽约市格林威治村的西12街上，有一块大型的多彩标牌，镶嵌在一座精心维护的棕石建筑的前面。上面手绘的字迹写着："如果我们每天都做一次随机的善举，也许我们能够将世界引向正确的方向。"在家里，我每天都能看到这个标牌。一次在候诊室里，我发现它和杂志混着摆在一起。我把它挂在家人的门后，作为每天离开时的提醒。

当我开始写这本书时，我请求与制作这个标牌的艺术家马蒂·科恩菲尔德见面。当时我八岁的大儿子马克斯陪同我去见他。马蒂有着一头金发，修剪整齐的灰色胡须，简约的衣着和自然的举止。他告诉我们，这个标牌的信息是由他的母亲启发的。她要求马蒂和他的兄弟姐妹每天至少做两个随机的善举。这些举动不需要张扬。小小的善意行为也算数，比如帮助一个拎着杂货的人，向邻居说早上好，或者赞美一番。任务只需要涉及从一个人到另一个人的关怀。如果他回家时没有完成他的任务，他的母亲会让他重新出去。马蒂给了我一堆像我们家里挂着的那种海报，并要求我们进行分发。我们照做了。我给同事们提供了复印件，我的孩子们则把它们分发给了同学。分发它们成了一种游戏。我在多年前在候诊室里发现的那个复印件可能也有类似的起源。以他独特的方式，马蒂·科恩菲尔德制造了积极的涟漪。

我们当天离开时，马蒂给了马克斯一些颜料样品，让他制作自己的艺术品。回到家，马克斯拿了一张大纸，画了一个明亮的太阳和美丽的海滩场景。起初他因为没有蓝色颜料而感到失望，但他运用自己的创造力找到了解决方案。他在限制条件下努力创作了他梦想中的画作。马克斯告诉我："你不能直接看到海洋，它就在沙丘的另一边。"马蒂的礼物加上马克斯的聪明才智，让我想起了涟漪效应，以及一个好的行为如何激发他人的想象力。

让我们明确一点，友善需要勇气。它要求我们勇敢地站起来，而不是被动或软弱。有些人，尤其是一些处于权力地位上的男性，将友善视为一种可以被操纵的弱点。他们可能试图以维护文明的名义来阻止有意义的对话，但他们是错误的。真正的友善需要强烈的意愿去倾听他人的意见。因为不喜欢对方的观点而关闭对话并不是文明的交流方式。你和我可能意见不合，但我们仍然可以相互倾听，进行尊重的讨论。事实上，在我们的社区和国家中，创造倾听彼此的空间至关重要。

友善也意味着承认自己和他人的愤怒，并将其转化为积极的行动和联盟。它意味着认识到他人的痛苦和创伤，并试图理解他们的立场。通过倾听，我们可以尊重他人的经历，并共同设计解决问题的方案。令人惊奇的是，当领导者无法倾听我们时，我们可以作为个人彼此倾听。我们个人的行动会对周围的人产生涟漪效应。随着越来越多的人创造积极的涟漪，振幅就会变大。我们可以共同创造一股强大的积极变革的浪潮。

一旦我们认识到社会层面贡献至少一半的健康的影响因素时，就会明显地意识到，我们不需要白大褂、华丽的学位或任何人的许可来改善健康。虽然个人可以每天采取行动来实践微小善行，并问自己："我今天能做些什么好事？"但组织和公司也可以做到这一点。每个人都有机会在自己的影响范围内建立社区，扩大信任圈子。激励人心的团体故事展示了在逆境中支持和连接如何促进健康，例如"移动送餐服务"、冰桶挑战、吉尔达俱乐部、"每个母亲都很重要"等。除了非营利项目，公司也可以产生积极的社会涟漪。例如，"星巴克"、"谷歌"、"灵魂循环"、"班与杰瑞"、"汤姆斯"、"美泰"和"少女时尚"等公司。虽然公司的名称会随时间有所变化，但激励行动的包容性和宽容精神将永存。不仅仅是医生或医院，普通个人、团体和企业都可以改善全球健康。我们可以共同做得更好。

大学毕业后，我回到内华达州的家乡，在华盛顿特区申请并获得了为期一年的美国国民服务经历，成了一名同伴健康教育员。这是一次改变命运的经历。每周从周一到周四，我在一家免费诊所工作，为全市范围内被艾滋病毒或艾滋病困在家中的人提供送餐服务。我亲眼看见了患有严重疾病的人是如何生活在他们的家中的。每逢周五，我和我的美国国民服务团队会在华盛顿特区进行社区服务项目，从教授学生有关健康问题的知识，到举办服装捐赠活动、公园清理活动，再到重建房屋和在灾后帮助社区。只要我们能想象得到，我们就会与该地区的其他人合作，将其变为现实。

《连线》杂志的联合创始人凯文·凯利在一次采访中表示，他希望所有年轻人都能有机会旅行或离开他们所在的社区。虽然我没有在富裕的环境中长大，但我通过美国国民服务的经历深刻认识到，贫困和不公平围绕着我们国家的首都。在与来自全国各地背景不同的志愿者团队合作的过程中，我开始反思自己的假设。这段经历无疑种下了这本书的种子。单单通过华盛顿艾滋病合作伙伴计划，我所参与的美国国民服务项目在20年间提供了12亿小时的公共服务。对"美国国民服务"、"美国为了教育"、"和平队"、"全球健康队"或"老年队"等项目的投资，有助于建立社区、增进宽容和理解。它们就像富布莱特奖学金等其他文化交流项目一样，是培养更友善、更文明社会的训练场所，而我们现在知道这是健康的基础。

从桑迪胡克小学和斯通曼·道格拉斯高中，到难民营地，再到巴黎、奥兰多、达拉斯、拉斯维加斯、圣贝纳迪诺和匹兹堡：世界需要你的友善和理解。在我写这本书的过程中，需要帮助的地方和人数以指数级增长。不幸的是，正如你可能已经清楚的，压力水平对我们的负面影响也是如此。愤怒也会进行病毒式的传播。

但是，我们有理由对未来抱有希望。

当一个母亲抱着她的孩子时，我看到希望。当一个男孩在当地游乐场捡起一块垃圾并扔进垃圾桶时，我看到希望。当一个年轻人自愿参加课外丰富项目时，我看到希望。当一群青少年参与当地政治时，我看到希望。当女性不容忍职场骚扰或歧视时，我看到希望。当你完成这本书并决定采取积极的行动时，我看到希望。我们大多数人都希望我们所爱的人和自己拥有健康的生活。作为多数人，我们不能坐在舒适区中，希望别人为事业而战。健康不仅仅会在医生的办公室发生。我们必须从现在开始在我们的社区共同努力。

马丁·路德·金博士写道："黑暗无法驱逐黑暗，只有光明可以做到。仇恨无法驱逐仇恨，只有爱可以做到。"我们可以共同采取措施来更好地保护自己并培养我们的福祉。我们也可以驱散恐惧的旋涡。我邀请你加入一个促进公平、友善和人类尊严的全球社区，并在一个互动网站①上分享有关你的涟漪效应的故事。

我们每天的决策都可以在我们自己的生活和周围人的生活中产生强大的变化。要过上真正健康的生活，我们需要选择与他人建立联系，并在生活中找到目标、快乐和意义。每一次日常决策都是尊重人的价值和亲情的机会，是用爱行动的机会。我们需要一个从你的社区开始的全球运动，就健康的隐藏因素和我们的共同人性进行重要对话。通过集体行动，我们有能力让每个人的生活变得更好。

---

① microkindness.org

友善和爱，毕竟是丰富而可再生的资源。我经常思考这一点。在我的三个孩子的一生中，许多事情将发生变化，但有一件事将保持不变：爱在健康的涟漪效应中的核心地位。世界需要你采取行动。

结语
永恒的谜题

宇宙中的思维总数为一……

因此，量子物理揭示了宇宙的基本统一性。

——诺贝尔奖获得者、物理学家埃尔温·薛定谔

作为一名医生，人体形成的神奇的数学范式总是让我惊叹：总和总是远远超过单个部分。这让我想起一战时期的电影胶片被熔化提取化学成分的事情。从根本上说，电影胶片只是由银和纤维素构成，但如果仅仅以此来看待电影，就会忽略了电影的魔力。同样，一个人的生命远远超越了他的身体，而现代医学对身体各个部分的狭窄关注忽略了更大的画面，忽略了人类生命的奇迹。

我的解剖学导师约翰·汉森博士在医学院的第一周发给我们白色线条的索引卡。他穿着长长的白色实验外套站在讲堂前，按名字叫每个学生。由于他也是招生主任，汉森博士了解每个人的背景故事。我在大学主修政治科学，对医学来说是后来者，我觉得他给

了我一个机会。我们一个个穿着短短的白大褂来到教室前面。"凯利·简·哈丁",他用一双认真的戴着无框眼镜的眼睛注视着我（就像我爸爸戴的那副），递给我一张期待已久的邀请函，让我进入了一个新世界。我为了那一刻努力了很久，我不想辜负他和我自己。卡片上写着"第九桌：吉姆，工厂工人；死因：肺癌"。这是我的第一个"病人"。

那天，我和我的三个实验伙伴，奥梅什、艾德、艾比，一起远离了熟悉的社会边界。毕竟，不是每天都有机会和一个尸体待在一起。一开始我们几乎不知道彼此的名字，但在课程结束时，我们已经分享了一个奇怪而亲密的经历，亲手触摸过一个人的心脏和大脑。艾德和奥梅什风趣、幽默、聪明。艾比在西海岸度过成功的职业技术生涯后进入医学院，给我们四个人带来了一种安静而见多识广的智慧。恐惧使得人们迅速成为朋友，幸运的是，我们有着相似的幽默感。在接下来的几个月里，我们会一起为了学习而做出难以想象的事情——面对另一个人的尸体。

医学院的解剖学不仅仅是对身体各部分的记忆，它是进入医学的入门。一旦你看到了它，你就无法忘记。你会因为那些无法告诉外行人的事情发笑，因为你会听起来像一个可怕的人。解剖学教授在塑造学生的医学价值观方面起着关键作用：团队合作、责任感、谦卑和尊严是最重要的。无论是汉森博士坚定的职业精神还是友善的态度，都体现了该领域最好的理念。毕竟，解剖实验室与犯罪疯子的行为之间只有一条微弱的界线。

解剖实验室门上挂着"仅限授权人员"的铭牌。第一天，当我意识到那个牌子是在提醒我时，我感到一阵寒意。解剖实验室的门反映了医生和患者之间的界限：这个界限最脆弱。一旦进入内部，工作人员警告我们要迅速进入房间，"千万不要让门敞开"。走廊尽头是解剖捐赠办公室，社区成员可以注册并在去世后将自己的身体捐献给科学研究，这或许是最慷慨的善行。我想象着一个衣着典雅的女士经过实验室在去那个房间的路上，她不知道我就在门后面用链锯锯断一个骨盆。最好还是把门关上吧。

寒冷的房间里摆放着二十张腰高的银色实验台，排列整齐。尸体盖着白色床单躺在实验台上。我找到了和我的团队一起使用的第九张实验台。甲醛的气味让我感到恶心。正如医学生们所了解的，防腐液也会奇怪地引发食欲。在接下来的几个月里，我对气味的感知越来越淡，而对肚子咕咕叫的意识却越来越强烈。多年后，每当我打开一包带有甲醛味的新塑料浴帘，我仍然会想起吉姆和一份卷饼。

第一天的仪式是在开始解剖之前与尸体见面。我的团队选择移开遮盖尸体脸部的小白布。在解剖过程中，脸部仍然保持着被遮盖的状态；但这一刻是承认人性的时刻。这个仪式提醒我们，我们的行动应当与给予我们最宝贵礼物的人的意愿一致。在接下来的几个月里，我们会专注地切割组织，寻找神经、动脉和静脉，以至于我们暂时忘记了吉姆这个人。在即将到来的考试前，人性被放到了次要位置。

那天早上，我们四个人静静地站在一个我们永远无法感谢的人旁边。眨眼间，我们看到了吉姆浓密的白发、罗马鼻和英俊的面容。他看起来比我预期的要年轻，只有六十多岁。除了我的外公杰克——我妈妈的父亲，他是我见过的第一个死去的人。组成吉姆的组织在物理上确实存在，但很明显，吉姆这个人早已离去。就像在海滩上找到的光滑贝壳，尸体仅仅是对曾经居住在那里的生命的一种象征性承认。我对生命的缺席异常敏感。消失了。人的本质、存在或火花已经不在了。我禁不住想知道，那个火花去了哪里？它从哪里来？我们又迅速把他的脸盖上了。它将在接下来的学期中一直被遮盖，直到几个月后我们开始解剖头部和大脑。到那时，医学的洗脑教育对我们常规道德观念的破坏已经足够了。

尽管随后进行了详细的解剖，包括分析了吉姆那颗柔软的三磅重的大脑中的神经网络，我们从未找到吉姆这个人。晒斑的痕迹表明他喜欢户外活动。眼睛和嘴巴周围的笑纹显示他有幽默感。但这是我们能确定的全部。他的微笑是否温柔？他是否是一个充满爱心的父亲？是什么让他早上兴奋地起床？他是否是纽约大都会队的球迷，喜欢鲍勃·迪伦、薄荷巧克力冰激凌，或者跑过马拉松，这些都是无法追溯的。吉姆之所以成为吉姆，答案并不在银色解剖台上。

人是由组织、肌肉、韧带和骨骼组成的集合体，但当然，并非如此。人类的方程式从逻辑上永远无法相加。一个呼吸的人的火花远远超过他的三万亿个细胞。细胞的协作超越了个体。三万亿个细胞没有绘制西斯廷教堂，是米开朗琪罗绘制的。你可以说玛雅·安吉洛的诗歌和史蒂夫·乔布斯的"iPhone"来自他们天才的三磅重的大脑，但他们是如何创造出超越自己的东西的呢？微小的细胞和神经网络在每个人每一刻的存在中进行着令人惊叹的协作，超出了意识之外。

科学作家约翰·霍根曾说过，神经科学面临一个"破碎的哈姆雷特"问题。在解剖学课结束时，我和我的实验伙伴将吉姆的大脑分解成碎片，所有世界上的生物学家和神经科学家都无法再将他的860亿个神经元组合起来。即使我们可以重新组装解剖后的身体，也无法让吉姆复活；每个个体都有一种由他的经历所形成的独特模式。正是我们与世界的日常互动让我们成为我们自己，而爱使我们在身体消失后依然活着。十六年后，我将亲身体会到这一点。

在一次一月的暴风雪中，我去了殡仪馆最后一次见我妈妈的遗体，然后她就会被火化了。

她只在四天前去世，距离我收到她那条奇怪的短信已经过去了两个多星期。那天晚上，我刚结束一天长时间在急诊室当值的工作回到家。我蜷缩在床上看着电影《弗朗西斯哈》时看到了那条消息。"嗨，凯莉，我现在回家了，安妮和伊恩都没关好，明天我会过去看看，我要看看感觉如何。"在可怕的瞬间，我意识到她中风了。回到医院的几个小时内，我妈妈已经不能动弹、看见或说话，只能打开和闭合她的右手。虽然她似乎听到并理解我们的话，但她陷入了自己的世界。我和她发展出了一个手势系统来表达"我爱你"。我——挤压——爱——挤压——你——挤压。三次挤压来回交替，一天中多次重复。虽然她不能说话，但这个独特的节奏成为我们之间的信号，告诉彼此当我们都知道一切远非顺利时，她还好。

将近两个星期，我坐在她的病床边无法动弹。我的同事们替我照顾着我的病人，而我则从另一面经历着医学。当我妈妈停止回应挤压时，我知道她走了。

众所周知，生活可以在一瞬间改变。

在接下来的一片混乱中，是来自朋友、家人、邻居、同事，甚至陌生人的爱和善意支持着我。一位老朋友安妮·亨利·马洛尼不知情地在我妈妈临终前的瞬间到达医院。另一位亲爱的朋友凯丽·麦凯洛格放下她高位政府的工作和两个年幼的孩子，从华盛顿特区赶来帮助我们在纽约这个残酷的冬天筹划葬礼。这个任务就像在昏迷中组织一场闪婚。我们全家在哀伤中度过，靠着送来的食品篮维持生活。

在殡仪馆里，尸体出人意料地被装点得很明亮——这会让我妈妈很开心——她的脸看起来平静。站在她的尸体旁边，我有着我在见到所有尸体时的熟悉感觉——身体在这里，但人已经离去。我妈妈充满活力的个性、优美的声音和温暖的笑声在我的记忆中回荡。她所有的活力都去哪了？我希望我知道。

那天晚上发生了一件奇怪的事情。

我妈妈经常照看我两岁的儿子扎伊，他是个迷人的孩子。他们一起度过了读书、玩游戏和探索世界的日子。虽然他无法完全用语言表达，但扎伊似乎痛苦地意识到他姥姥的离去。他经常问她在哪儿。当我们提醒他姥姥病得很重时，他会宣称："姥姥在我心里。"

我妈妈被火化的那天晚上，扎伊开始在夜里哭泣。黑暗中，我丈夫把他抱给我，我紧紧抱着我的小男孩。他的温暖和甜美的气味给我带来了安慰。他用婴儿般的声音说了一个可以听懂的"我爱你"，这是出乎意料的，因为这是他第一次说。我在黑暗中笑了起来，紧紧地拥抱着他。然后，他用力地抓住了我的手。他给了我三个明显的紧握：一个停顿，两个停顿，三个。第一次的紧握让我感到惊讶，第二次的紧握让我感到奇怪，到第三次的时候，我哭了。扎伊立刻在我的怀里睡着了。我突然变得清醒。

用三次握手来传达"我爱你"是我和我妈妈之间的私人语言。我没有和我的孩子或丈夫分享过这一点。扎伊是一个非常有爱心的孩子，但除了必要时，他从来不会牵手。作为一个以证据为基础的医生，我认为这肯定是一个寻找侥幸的悲伤心灵的巧合。作为一个在寂静的夜晚静坐的人，这感觉像是我妈妈明确传递的爱的信息："亲爱的，不要担心我。我还好。我仍然与你在一起。"

我对持久而神秘的爱的纽带感到惊奇。在一个人呼出最后一口气后，我们之间的联系仍然存在。在情感和生物学上，我们通过时间以一种我们尚未完全理解的方式相互联系。有一句古老的谚语说，你进入医学院时说"我不知道"，离开时说"我们不知道"。我致力于理解生命的职业生涯，然而我仍然对其神秘感到敬畏。